KIINALAINEN KEITTOKIRJA 2022

PERINTEEN MAUKKOJA RESEPTEJÄ ALOITTAJILLE

SARI LEHTOSALO

Sisällysluettelo

Haudutetut bambunversot *10*
Kanaa kurkun kanssa *11*
Kana seesami *12*
Litsit inkiväärillä *13*
Punaiseksi keitetyt kanansiipiä *14*
Rapuliha kurkun kera *15*
Marinoidut sienet *16*
Marinoidut valkosipulisienet *17*
Katkarapuja ja kukkakaalia *18*
Seesaminkinkkutikut *19*
Kylmä tofu *20*
Kanaa pekonin kanssa *21*
Kanaa ja banaaniperunoita *22*
Kanaa inkiväärillä ja sienillä *23*
Kanaa ja kinkkua *25*
Grillattua kananmaksaa *26*
Rapupallot vesikastanjoilla *27*
Dim Sum *28*
Kinkku- ja kanarullat *29*
Paistetun kinkun liikevaihdot *30*
Pseudo savustettu kala *31*
Täytetyt sienet *33*
Osterikastike Sienet *34*
Sianliha- ja salaattirullat *35*
Porsaan ja kastanjan lihapullia *37*
Porsaan nyytit *38*
Sian- ja vasikanlihan rissoles *40*
Perhoskatkaravut *41*
Kiinalaiset katkaravut *42*
Katkaravun keksejä *43*
Rapeat katkaravut *44*
Katkarapuja inkiväärikastikkeella *45*

3

Katkarapu- ja nuudelirullat *46*
Katkarapupaahtoleipää *48*
Porsaan ja katkaravun Wontons hapanimeläkastikkeella *49*
Kanalihaa *51*
Pavunverso ja sianlihakeitto *52*
Abalone- ja sienikeitto *53*
Kana- ja parsakeitto *55*
Naudanliha keitto *56*
Naudanliha- ja kiinalaislehtikeitto *57*
Kaalikeitto *58*
Maukas naudanlihakeitto *59*
Taivaallinen keitto *61*
Kana- ja bambuversokeitto *62*
Kana- ja maissikeitto *63*
Kana- ja inkiväärikeitto *64*
Kanakeitto kiinalaisilla sienillä *65*
Kana- ja riisikeitto *66*
Kana- ja kookoskeitto *67*
Simpukkakeitto *68*
Muna keitto *69*
Rapu- ja kampasimpukkakeitto *70*
Rapukeitto *72*
Kalakeitto *73*
Kala- ja salaattikeitto *74*
Inkiväärikeitto pyöryköiden kanssa *76*
Kuuma ja hapan keitto *77*
Sienikeitto *78*
Sieni- ja kaalikeitto *79*
Sienimuna-pisarakeitto *80*
Sieni- ja vesikastanjakeitto *81*
Sieni- ja sianlihakeitto *82*
Porsaan- ja vesikrassikeitto *83*
Porsaan ja kurkkukeitto *84*
Keitto porsaanpullien ja nuudeleiden kera *85*
Pinaatti- ja tofukeitto *86*
Sokerimaissi- ja rapukeitto *87*

4

Szechuan-keitto 88
Tofu keitto 90
Tofu ja kalakeitto 91
Tomaattikeitto 92
Tomaatti-pinaattikeitto 93
Nauris Keitto 94
Kasviskeitto 95
Kasviskeitto 96
Vesikrassikeitto 97
Friteerattua kalaa vihannesten kanssa 98
Paistettu koko kala 100
Haudutettua soijakalaa 102
Soijakala osterikastikkeella 103
Höyrytetty basso 105
Haudutettua kalaa sienillä 106
Hapanimelä kala 108
Sianlihalla täytetty kala 110
Haudutettua maustettua karppia 112
Hapanimelä karppi 114
Mausteinen haudutettu porsaanliha 116
Höyrytetyt sianlihapullat 117
Porsaan kaalilla 119
Sianliha kaalilla ja tomaateilla 121
Marinoitu porsaanliha kaalilla 122
Sianliha sellerin kanssa 124
Sianlihaa kastanjoilla ja sienillä 125
Porsaankyljys Suey 126
Porsaan Chow Mein 127
Paahdettua porsaan Chow Mein 129
Porsaan chutneylla 130
Sianlihaa kurkun kanssa 131
Rapeat sianlihapaketit 132
Porsaan munarullat 133
Porsaan ja katkaravun munarullat 134
Haudutettua porsaanmunaa 135
Tulinen sianliha 136

5

Friteerattua porsaanfileetä 137
Viiden mausteen porsaanliha 138
Haudutettua tuoksuvaa porsaanlihaa 139
Porsaan jauhetulla valkosipulilla 140
Paistettua porsaan inkiväärillä 141
Sianliha vihreillä papuilla 142
Porsaan kinkkua ja tofua 143
Paistettua porsaan kebabia 145
Haudutettua sianlihaa punakastikkeessa 146
Marinoitu porsaanliha 148
Marinoidut porsaankyljykset 149
Sianlihaa sienillä 149
Höyrytetty lihakakku 150
Punaiseksi kypsennetty sianliha sienillä 151
Sianliha nuudelipannukakun kera 152
Sianlihaa ja katkarapuja nuudelipannukakun kera 153
Sianlihaa osterikastikkeella 154
Sianlihaa pähkinöillä 155
Porsaan paprikalla 157
Mausteinen porsaan suolakurkku 158
Sianlihaa luumukastikkeella 159
Sianliha katkaravuilla 160
Punaiseksi kypsennetty sianliha 161
Porsaan punaisessa kastikkeessa 162
Sianliha riisinuudeleilla 164
Rikkaat sianlihapallot 166
Paahdetut porsaankyljykset 167
Maustettu porsaanliha 168
Liukas sianlihaviipaleet 169
Sianlihaa pinaatilla ja porkkanoilla 170
Höyrytetty sianliha 171
Paistettua porsaanlihaa 172
Sianliha bataattien kanssa 173
Hapanimelä sianliha 174
Suolainen sianliha 175
Sianlihaa tofulla 176

Pehmeäksi paistettua porsaanlihaa 177
Kahdesti kypsennetty sianliha 178
Sianlihaa vihannesten kanssa 179
Sianliha saksanpähkinöiden kanssa 180
Porsaan Wontons 181
Sianliha vesikastanjoilla 182
Porsaan ja katkaravun Wontons 183
Höyrytetyt jauhelihapullat 184
Spare ribsit mustapapukastikkeella 185
Grillatut kylkiluut 186
Grillivaahteran kylkiluut 187
Friteeratut kylkiluut 188
Spare kylkiluut purjoilla 189
Spare kylkiluut sienillä 190
Spare kylkiluita oranssilla 191
Ananas Spare Ribs 192
Rapeat katkaravun kylkiluut 193
Spare ribsit riisiviinillä 194
Spare kylkiluut seesaminsiemenillä 195
Sweet and Sour Spare Ribs 196
Paistetut kylkiluut 198
Spare ribsit tomaatilla 199
Grilli-sianliha 200
Kylmää porsaanlihaa sinapin kanssa 201
Kiinalaista porsaanpaahdetta 202
Sianliha pinaatilla 203
Friteeratut porsaanpallot 204
Porsaan ja katkaravun munarullat 205
Höyrytetty porsaan jauheliha 206
Friteerattua sianlihaa rapunlihalla 207
Sianliha pavunversoilla 207
Humalainen sianliha 208
Höyrytetty porsaankoipi 209
Paistettua porsaanpaistia vihanneksilla 211
Kahdesti kypsennetty sianliha 212
Sianmunuaiset mangetoutilla 213

7

Punaiseksi kypsennetty kinkku kastanjoilla *214*
Friteerattua kinkkua ja munapalloja *215*
Kinkku ja ananas *216*
Kinkku ja pinaatti Sekoita *217*

9

Haudutetut bambunversot

Tarjoilee 4

60 ml/4 rkl maapähkinäöljyä

225 g/8 unssia suikaleiksi leikattuja bambunversoja

60 ml/4 rkl kanalientä

15 ml/1 rkl soijakastiketta

5 ml/1 tl sokeria

5 ml/1 tl riisiviiniä tai kuivaa sherryä

Kuumenna öljy ja paista bambunversoja 3 minuuttia. Sekoita liemi, soijakastike, sokeri ja viini tai sherry ja lisää pannulle. Peitä ja hauduta 20 minuuttia. Anna jäähtyä ja jäähtyä ennen tarjoilua.

Kanaa kurkun kanssa

Tarjoilee 4

1 kurkku, kuorittu ja siemenet poistettuna

225 g/8 unssia keitettyä kanaa, revitty siivuiksi

5 ml/1 tl sinappijauhetta

2,5 ml/¬Ω tl suolaa

30 ml/2 rkl viinietikkaa

Leikkaa kurkku suikaleiksi ja asettele tasaiselle tarjoiluvadille. Asettele kana päälle. Sekoita sinappi, suola ja viinietikka keskenään ja lusikoi kanan päälle juuri ennen tarjoilua.

Kana seesami

Tarjoilee 4

350 g/12 unssia keitettyä kanaa

120 ml/4 fl oz/¬Ω kuppi vettä

5 ml/1 tl sinappijauhetta

15 ml/1 rkl seesaminsiemeniä

2,5 ml/¬Ω tl suolaa

ripaus sokeria

45 ml/3 rkl hienonnettua tuoretta korianteria

5 kevätsipulia (sipulia), hienonnettuna

¬Ω pääsalaattia, silputtuna

Revi kana ohuiksi siivuiksi. Sekoita sinappiin juuri sen verran vettä, että saat tasaisen tahnan ja sekoita se kanan joukkoon. Paahda seesaminsiemenet kuivalla pannulla kullanruskeiksi ja lisää ne broilerin joukkoon ja ripottele päälle suolaa ja sokeria. Lisää puolet persiljasta ja kevätsipulista ja sekoita huolellisesti. Asettele salaatti tarjoilulautaselle, ripottele päälle kanaseos ja koristele jäljellä olevalla persiljalla.

Litsit inkiväärillä

Tarjoilee 4

1 iso vesimeloni puolitettuna ja siemenneenä
450 g/1 lb purkkilitsit, valutettu
5 cm/2 varressa inkivääriä, viipaloitu
muutama mintunlehti

Täytä melonin puolikkaat litseillä ja inkiväärillä, koristele
mintunlehdillä. Jäähdytä ennen tarjoilua.

Punaiseksi keitetyt kanansiipiä

Tarjoilee 4

8 kanansiipiä

2 kevätsipulia (sipulia), hienonnettuna

75 ml/5 rkl soijakastiketta

120 ml/4 fl oz/¬Ω kuppi vettä

30 ml/2 rkl ruskeaa sokeria

Leikkaa ja hävitä kanansiipien luiset kärjet ja leikkaa ne kahtia. Laita kattilaan muiden ainesten kanssa, kiehauta, peitä ja hauduta 30 minuuttia. Poista kansi ja jatka hauduttamista vielä 15 minuuttia harsellen usein. Anna jäähtyä ja jäähdytä ennen tarjoilua.

Rapuliha kurkun kera

Tarjoilee 4

100 g/4 unssia rapulihaa, hiutaleina

2 kurkkua kuorittuna ja paloiteltuna

1 siivu inkiväärijuurta, jauhettu

15 ml/1 rkl soijakastiketta

30 ml/2 rkl viinietikkaa

5 ml/1 tl sokeria

muutama tippa seesamiöljyä

Laita rapujen liha ja kurkut kulhoon. Sekoita loput ainekset keskenään, kaada rapulihaseoksen päälle ja sekoita hyvin. Peitä ja jäähdytä 30 minuuttia ennen tarjoilua.

Marinoidut sienet

Tarjoilee 4

225 g/8 unssia herkkusieniä
30 ml/2 rkl soijakastiketta
15 ml/1 rkl riisiviiniä tai kuivaa sherryä
hyppysellinen suolaa
muutama tippa tabasco-kastiketta
muutama tippa seesamiöljyä

Keitä sieniä kiehuvassa vedessä 2 minuuttia, valuta ja kuivaa. Laita kulhoon ja kaada loput ainekset päälle. Sekoita hyvin ja jäähdytä ennen tarjoilua.

Marinoidut valkosipulisienet

Tarjoilee 4

225 g/8 unssia herkkusieniä

3 valkosipulinkynttä murskattuna

30 ml/2 rkl soijakastiketta

30 ml/2 rkl riisiviiniä tai kuivaa sherryä

15 ml/1 rkl seesamiöljyä

hyppysellinen suolaa

Laita sienet ja valkosipuli siivilään, kaada päälle kiehuvaa vettä ja anna seistä 3 minuuttia. Valuta ja kuivaa huolellisesti. Sekoita loput aineet keskenään, kaada marinadi sienien päälle ja anna marinoitua 1 tunti.

Katkarapuja ja kukkakaalia

Tarjoilee 4

225 g/8 unssia kukkakaalin kukintoja
100 g/4 unssia kuorittuja katkarapuja
15 ml/1 rkl soijakastiketta
5 ml/1 tl seesamiöljyä

Keitä kukkakaalia osittain noin 5 minuuttia, kunnes se on kypsää, mutta silti rapeaa. Sekoita katkarapujen kanssa, ripottele päälle soijakastiketta ja seesamiöljyä ja sekoita. Jäähdytä ennen tarjoilua.

Seesaminkinkkutikut

Tarjoilee 4

225 g/8 unssia kinkkua, leikattu suikaleiksi

10 ml/2 tl soijakastiketta

2,5 ml/¬Ω tl seesamiöljyä

Asettele kinkku tarjoiluvadille. Sekoita soijakastike ja seesamiöljy, ripottele kinkun päälle ja tarjoile.

Kylmä tofu

Tarjoilee 4

450 g/1 lb tofua, viipaloitu

45 ml/3 rkl soijakastiketta

45 ml/3 rkl maapähkinäöljyä

vastajauhettua pippuria

Laita tofu muutama siivu kerrallaan siivilään ja upota kiehuvaan veteen 40 sekunniksi, valuta ja asettele tarjoiluvadille. Anna jäähtyä. Sekoita soijakastike ja öljy keskenään, ripottele päälle tofu ja tarjoile pippurilla ripottuna.

Kanaa pekonin kanssa

Tarjoilee 4

225 g/8 unssia kanaa, erittäin ohuiksi viipaleina

75 ml/5 rkl soijakastiketta

15 ml/1 rkl riisiviiniä tai kuivaa sherryä

1 valkosipulinkynsi murskattuna

15 ml/1 rkl ruskeaa sokeria

5 ml/1 tl suolaa

5 ml/1 tl jauhettua inkiväärijuurta

225 g/8 unssia vähärasvaista pekonia kuutioituna

100 g/4 unssia vesikastanjoita, erittäin ohuiksi viipaleina

30 ml/2 rkl hunajaa

Laita kana kulhoon. Sekoita 45 ml/3 rkl soijakastiketta viiniin tai sherryyn, valkosipuliin, sokeriin, suolaan ja inkivääriin, kaada kanan päälle ja marinoi noin 3 tuntia. Pujota kana, pekoni ja kastanjat kebabvartaisiin. Sekoita jäljellä oleva soijakastike hunajaan ja sivele kebabit. Grillaa (paista) kuuman grillin alla noin 10 minuuttia kypsäksi, käännä usein ja sivele lisää lasiteella kypsennyksen aikana.

Kanaa ja banaaniperunoita

Tarjoilee 4

2 keitettyä kananrintaa

2 kiinteää banaania

6 viipaletta leipää

4 munaa

120 ml/4 fl oz/¬Ω kuppi maitoa

50 g/2 oz/¬Ω kuppi tavallisia (yleisiä) jauhoja

225 g/8 unssia/4 kuppia tuoreita korppujauhoja

öljyä uppopaistamiseen

Leikkaa kana 24 osaan. Kuori banaanit ja leikkaa pituussuunnassa neljään osaan. Leikkaa jokainen neljännes kolmeen osaan, jolloin saadaan 24 kappaletta. Leikkaa leivästä kuoret ja leikkaa se neljään osaan. Vatkaa munat ja maito ja sivele leivän toinen puoli. Aseta yksi pala kanaa ja yksi pala banaania jokaisen leivän munalla päällystetylle puolelle. Sivele neliöt kevyesti jauhoissa ja kasta sitten kananmunaan ja ripottele päälle korppujauhoja. Kasta uudelleen munaan ja korppujauhoon. Kuumenna öljy ja paista muutama ruutu kerrallaan kullanruskeiksi. Valuta talouspaperin päällä ennen tarjoilua.

Kanaa inkiväärillä ja sienillä

Tarjoilee 4

225 g/8 unssia broilerin rintafileitä

5 ml/1 tl viiden mausteen jauhetta

15 ml/1 rkl tavallisia (yleisiä) jauhoja

120 ml/4 fl oz/¬Ω kuppi maapähkinäöljyä

4 salottisipulia puolitettuna

1 valkosipulinkynsi, viipaloitu

1 siivu inkiväärijuurta, hienonnettuna

25 g/1 oz/¬° kuppi cashewpähkinöitä

5 ml/1 tl hunajaa

15 ml/1 rkl riisijauhoja

75 ml/5 rkl riisiviiniä tai kuivaa sherryä

100 g/4 unssia sieniä, neljäsosa

2,5 ml/¬Ω tl kurkumaa

6 keltaista chilipippuria puolitettuna

5 ml/1 tl soijakastiketta

¬Ω limen mehu

suolaa ja pippuria

4 rapeaa salaatinlehteä

Leikkaa kananrinta jyvän poikki vinosti ohuiksi suikaleiksi. Ripottele päälle viiden mausteen jauhe ja ripottele kevyesti jauhoilla. Kuumenna 15 ml/1 rkl öljyä ja paista kanaa sekoitellen kullanruskeiksi. Poista pannulta. Kuumenna vielä vähän öljyä ja paista salottisipulia, valkosipulia, inkivääriä ja cashewpähkinöitä 1 minuutti. Lisää hunaja ja sekoita, kunnes kasvikset ovat peittyneet. Ripottele päälle jauhoja ja sekoita sitten viini tai sherry. Lisää sienet, kurkuma ja chilipippuri ja keitä 1 minuutti. Lisää kana, soijakastike, puolet limen mehusta, suola ja pippuri ja kuumenna. Ota pois pannulta ja pidä lämpimänä. Kuumenna vielä hieman öljyä, lisää salaatinlehdet ja paista nopeasti, mausta suolalla ja pippurilla ja jäljellä olevalla limen mehulla. Asettele salaatinlehdet lämmitetylle tarjoiluvadille, levitä päälle liha ja kasvikset ja tarjoile.

Kanaa ja kinkkua

Tarjoilee 4

225 g/8 unssia kanaa, erittäin ohuiksi viipaleina
75 ml/5 rkl soijakastiketta
15 ml/1 rkl riisiviiniä tai kuivaa sherryä
15 ml/1 rkl ruskeaa sokeria
5 ml/1 tl jauhettua inkiväärijuurta
1 valkosipulinkynsi murskattuna
225 g/8 unssia keitettyä kinkkua, kuutioituna
30 ml/2 rkl hunajaa

Laita kana kulhoon, jossa on 45 ml/3 rkl soijakastiketta, viini tai sherry, sokeri, inkivääri ja valkosipuli. Anna marinoitua 3 tuntia. Pujota kana ja kinkku kebabvartaisiin. Sekoita jäljellä oleva soijakastike hunajaan ja sivele kebabit. Grillaa (paista) kuuman grillin alla noin 10 minuuttia, käännä usein ja sivele lasiteella kypsennyksen aikana.

Grillattua kananmaksaa

Tarjoilee 4

450 g/1 lb kananmaksaa

45 ml/3 rkl soijakastiketta

15 ml/1 rkl riisiviiniä tai kuivaa sherryä

15 ml/1 rkl ruskeaa sokeria

5 ml/1 tl suolaa

5 ml/1 tl jauhettua inkiväärijuurta

1 valkosipulinkynsi murskattuna

Keitä kananmaksaa kiehuvassa vedessä 2 minuuttia ja valuta sitten hyvin. Laita kulhoon kaikki muut ainekset paitsi öljy ja marinoi noin 3 tuntia. Pujota kananmaksat kebabvartaisiin ja grillaa (paista) kuumassa grillissä noin 8 minuuttia kullanruskeiksi.

Rapupallot vesikastanjoilla

Tarjoilee 4

450 g/1 lb rapulihaa, jauhettu

100 g/4 unssia vesikastanjoita hienonnettuna

1 valkosipulinkynsi murskattuna

1 cm/¬Ω viipaloituna inkiväärijuuressa, jauhettu

45 ml/3 rkl maissijauhoa (maissitärkkelystä)

30 ml/2 rkl soijakastiketta

15 ml/1 rkl riisiviiniä tai kuivaa sherryä

5 ml/1 tl suolaa

5 ml/1 tl sokeria

3 munaa, vatkattuna

öljyä uppopaistamiseen

Sekoita kaikki ainekset öljyä lukuun ottamatta ja muotoile pieniksi palloiksi. Kuumenna öljy ja paista rapupallot kullanruskeiksi. Valuta hyvin ennen tarjoilua.

Dim Sum

Tarjoilee 4

100 g/4 unssia kuorittuja katkarapuja, hienonnettu

225 g/8 unssia vähärasvaista sianlihaa, hienonnettuna

50 g/2 unssia kiinankaalia, hienonnettuna

3 kevätsipulia (sipulia), hienonnettuna

1 muna, vatkattuna

30 ml/2 rkl maissijauhoa (maissitärkkelystä)

10 ml/2 tl soijakastiketta

5 ml/1 tl seesamiöljyä

5 ml/1 tl osterikastiketta

24 wonton skiniä

öljyä uppopaistamiseen

Sekoita keskenään katkaravut, porsaanliha, kaali ja kevätsipulit. Sekoita joukkoon muna, maissijauho, soijakastike, seesamiöljy ja osterikastike. Laita lusikallinen seosta jokaisen wonton-kuoren keskelle. Painele kääreet varovasti täytteen ympärille, käännä reunat yhteen, mutta jätä kannet auki. Kuumenna öljy ja paista dim sumia muutama kerrallaan kullanruskeiksi. Valuta hyvin ja tarjoile kuumana.

Kinkku- ja kanarullat

Tarjoilee 4

2 kananrintaa

1 valkosipulinkynsi murskattuna

2,5 ml/¬Ω tl suolaa

2,5 ml/¬Ω tl viiden mausteen jauhetta

4 viipaletta keitettyä kinkkua

1 muna, vatkattuna

30 ml/2 rkl maitoa

25 g/1 oz/¬° kuppi tavallisia (yleisiä) jauhoja

4 munarullan nahkaa

öljyä uppopaistamiseen

Leikkaa broilerin rintafileet puoliksi. Jauha ne hyvin ohuiksi.
Sekoita valkosipuli, suola ja viiden mausteen jauhe ja ripottele
kanan päälle. Aseta jokaisen broilerin päälle kinkkuviipale ja
rullaa ne tiukasti. Sekoita muna ja maito. Päällystä kananpalat
kevyesti jauhoilla ja kasta sitten munaseokseen. Aseta jokainen
pala munarullan iholle ja voitele reunat vatkatulla munalla. Taita
sivut sisään ja rullaa sitten yhteen ja purista reunat tiiviiksi.
Kuumenna öljy ja paista sämpylöitä noin 5 minuuttia, kunnes ne
ovat kullanruskeita ja kypsiä. Valuta talouspaperin päällä ja
leikkaa sitten paksuiksi viistoiksi viipaleiksi tarjoilua varten.

Paistetun kinkun liikevaihdot

Tarjoilee 4

350 g/12 unssia/3 kuppia tavallisia (yleisiä) jauhoja

175 g/6 unssia/¬œ kuppi voita

120 ml/4 fl oz/¬Ω kuppi vettä

225 g/8 unssia kinkkua hienonnettuna

100 g/4 unssia bambunversoja, hienonnettu

2 kevätsipulia (sipulia), hienonnettuna

15 ml/1 rkl soijakastiketta

30 ml/2 rkl seesaminsiemeniä

Laita jauhot kulhoon ja hiero joukkoon voi. Sekoita joukkoon vesi taikinaksi. Kauli taikina ja leikkaa 5 cm/2 ympyröiksi. Sekoita kaikki muut ainekset seesaminsiemeniä lukuun ottamatta ja laita lusikallinen jokaiseen ympyrään. Voitele taikinan reunat vedellä ja sulje yhteen. Voitele ulkopinnat vedellä ja ripottele päälle seesaminsiemeniä. Paista esilämmitetyssä uunissa 180¬∞C/350¬∞F/kaasumerkki 4 30 minuuttia.

Pseudo savustettu kala

Tarjoilee 4

1 meribassi

3 viipaletta inkiväärijuurta, viipaloituna

1 valkosipulinkynsi murskattuna

1 kevätsipuli (sipuli), paksuiksi viipaleina

75 ml/5 rkl soijakastiketta

30 ml/2 rkl riisiviiniä tai kuivaa sherryä

2,5 ml/¬Ω tl jauhettua anista

2,5 ml/¬Ω tl seesamiöljyä

10 ml/2 tl sokeria

120 ml/4 fl oz/¬Ω kuppiliemi

öljyä uppopaistamiseen

5 ml/1 tl maissijauhoa (maissitärkkelystä)

Leikkaa kala ja leikkaa se 5 mm:n (¬° tuumaa) viipaleiksi jyvää vasten. Sekoita keskenään inkivääri, valkosipuli, kevätsipuli, 60 ml/4 rkl soijakastiketta, sherry, anis ja seesamiöljy. Kaada kalan päälle ja sekoita kevyesti. Anna seistä 2 tuntia välillä käännellen.

Valuta marinadi kattilaan ja taputtele kalat kuivaksi talouspaperin päällä. Lisää marinaadiin sokeri, liemi ja jäljellä oleva soijakastike, kuumenna kiehuvaksi ja keitä 1 minuutti. Jos kastiketta pitää sakeuttaa, sekoita maissijauhoon vähän kylmää vettä, sekoita kastikkeeseen ja keitä sekoittaen, kunnes kastike sakenee.

Kuumenna sillä välin öljy ja paista kalat kullanruskeiksi. Valuta hyvin. Upota kalapalat marinaadiin ja asettele sitten lämpimälle tarjoilulautaselle. Tarjoile kuumana tai kylmänä.

Täytetyt sienet

Tarjoilee 4

12 isoa kuivattua sienikorkkia
225 g/8 unssia rapujen lihaa
3 vesikastanjaa, jauhettu
2 kevätsipulia (sipulia), hienonnettuna
1 munanvalkuainen
15 ml/1 rkl maissijauhoa (maissitärkkelystä)
15 ml/1 rkl soijakastiketta
15 ml/1 rkl riisiviiniä tai kuivaa sherryä

Liota sieniä lämpimässä vedessä yön yli. Purista kuivaksi.
Sekoita loput ainekset keskenään ja käytä sienien korkkien
täyttämiseen. Asettele höyrytysritilälle ja höyrytä 40 minuuttia.
Tarjoile kuumana.

Osterikastike Sienet

Tarjoilee 4

10 kuivattua kiinalaista sientä
250 ml/8 fl oz/1 kuppi naudanlihalientä
15 ml/1 rkl maissijauhoa (maissitärkkelystä)
30 ml/2 rkl osterikastiketta
5 ml/1 tl riisiviiniä tai kuivaa sherryä

Liota sieniä lämpimässä vedessä 30 minuuttia ja valuta sitten liotusnestettä 250 ml/8 fl oz/1 kuppi. Hävitä varret. Sekoita 60 ml/4 rkl naudanlihalientä maissijauhoon tahnaksi. Kuumenna jäljellä oleva lihaliemi kiehuvaksi sienien ja sieninesteen kanssa, peitä ja hauduta 20 minuuttia. Poista sienet nesteestä uralusikalla ja asettele lämpimälle tarjoiluvadille. Lisää osterikastike ja sherry pannulle ja hauduta sekoitellen 2 minuuttia. Sekoita joukkoon maissijahotahna ja keitä, sekoita, kunnes kastike sakenee. Kaada sienien päälle ja tarjoile heti.

Sianliha- ja salaattirullat

Tarjoilee 4

4 kuivattua kiinalaista sientä

15 ml/1 rkl maapähkinäöljyä

225 g/8 unssia vähärasvaista sianlihaa, hienonnettuna

100 g/4 unssia bambunversoja, hienonnettu

100 g/4 unssia vesikastanjoita hienonnettuna

4 kevätsipulia (sipulia), hienonnettuna

175 g/6 unssia rapulihaa, hiutaleina

30 ml/2 rkl riisiviiniä tai kuivaa sherryä

15 ml/1 rkl soijakastiketta

10 ml/2 tl osterikastiketta

10 ml/2 tl seesamiöljyä

9 kiinalaista lehtiä

Liota sieniä lämpimässä vedessä 30 minuuttia ja valuta. Hävitä varret ja hienonna korkit. Kuumenna öljy ja paista porsaanlihaa 5 minuuttia. Lisää sienet, bambunversot, vesikastanjat, kevätsipulit ja rapujen liha ja paista sekoitellen 2 minuuttia. Sekoita viini tai sherry, soijakastike, osterikastike ja seesamiöljy ja sekoita pannulle. Poista lämmöltä. Valuta sillä välin kiinalaisia lehtiä kiehuvassa vedessä minuutin ajan ja valuta. Laita lusikalliset porsaanlihaseosta jokaisen lehden keskelle, käännä sivut ja rullaa tarjoilua varten.

Porsaan ja kastanjan lihapullia

Tarjoilee 4

450 g/1 lb jauhettua (jauhettua) sianlihaa

50 g/2 unssia sieniä, hienonnettuna

50 g/2 unssia vesikastanjoita, hienonnettuna

1 valkosipulinkynsi murskattuna

1 muna, vatkattuna

30 ml/2 rkl soijakastiketta

15 ml/1 rkl riisiviiniä tai kuivaa sherryä

5 ml/1 tl jauhettua inkiväärijuurta

5 ml/1 tl sokeria

suola

30 ml/2 rkl maissijauhoa (maissitärkkelystä)

öljyä uppopaistamiseen

Sekoita kaikki ainekset maissijauhoa lukuun ottamatta ja muotoile seoksesta pieniä palloja. Pyöritä maissijauhoissa. Kuumenna öljy ja paista lihapullia noin 10 minuuttia kullanruskeiksi. Valuta hyvin ennen tarjoilua.

Porsaan nyytit

Tarjoilee 4

450 g/1 lb tavallisia (yleisiä) jauhoja

500 ml / 17 fl unssia / 2 kuppia vettä

450 g/1 lb keitettyä sianlihaa, jauhettu

225 g/8 unssia kuorittuja katkarapuja, hienonnettu

4 sellerin vartta, hienonnettuna

15 ml/1 rkl soijakastiketta

15 ml/1 rkl riisiviiniä tai kuivaa sherryä

15 ml/1 rkl seesamiöljyä

5 ml/1 tl suolaa

2 kevätsipulia (sipulia), hienonnettuna

2 valkosipulinkynttä murskattuna

1 siivu inkiväärijuurta, jauhettu

Sekoita jauhot ja vesi pehmeäksi taikinaksi ja vaivaa hyvin. Peitä ja anna seistä 10 minuuttia. Kauli taikina mahdollisimman ohueksi ja leikkaa 5 cm/2 ympyröiksi. Sekoita kaikki loput ainekset keskenään. Laita lusikallinen seosta jokaiselle ympyrälle, kostuta reunat ja sulje puoliympyrään. Kuumenna kattila vettä kiehuvaksi ja laita nyytit varovasti veteen. Kun nyytit nousevat päälle, lisää 150 ml/¬°pt/¬æ kuppi kylmää vettä ja palauta vesi kiehuvaksi. Kun nyytit kohoavat uudelleen, ne ovat kypsiä.

Sian- ja vasikanlihan rissoles

Tarjoilee 4

100 g jauhettua (jauhettua) sianlihaa

100 g/4 unssia jauhettua (jauhettua) vasikanlihaa

1 siivu raidallista pekonia, jauhettu (jauhettu)

15 ml/1 rkl soijakastiketta

suolaa ja pippuria

1 muna, vatkattuna

30 ml/2 rkl maissijauhoa (maissitärkkelystä)

öljyä uppopaistamiseen

Sekoita keskenään jauheliha ja pekoni ja mausta suolalla ja pippurilla. Yhdistä kananmunan kanssa, muotoile pähkinän kokoisiksi palloiksi ja ripottele maissijauhoilla. Kuumenna öljy ja paista syvässä kullanruskeiksi. Valuta hyvin ennen tarjoilua.

Perhoskatkaravut

Tarjoilee 4

450 g/1 lb suuria kuorittuja katkarapuja
15 ml/1 rkl soijakastiketta
5 ml/1 tl riisiviiniä tai kuivaa sherryä
5 ml/1 tl jauhettua inkiväärijuurta
2,5 ml/¬Ω tl suolaa
2 munaa, vatkattuna
30 ml/2 rkl maissijauhoa (maissitärkkelystä)
15 ml/1 rkl tavallisia (yleisiä) jauhoja
öljyä uppopaistamiseen

Viipaloi katkaravut selän puolivälissä ja levitä ne perhosen muotoiseksi. Sekoita keskenään soijakastike, viini tai sherry, inkivääri ja suola. Kaada katkarapujen päälle ja anna marinoitua 30 minuuttia. Poista marinadista ja taputtele kuivaksi. Vatkaa muna maissijauhojen ja jauhojen kanssa taikinaksi ja kasta katkaravut taikinaan. Kuumenna öljy ja paista katkaravut kullanruskeiksi. Valuta hyvin ennen tarjoilua.

Kiinalaiset katkaravut

Tarjoilee 4

450 g/1 lb kuorimattomia katkarapuja
30 ml/2 rkl Worcestershire-kastiketta
15 ml/1 rkl soijakastiketta
15 ml/1 rkl riisiviiniä tai kuivaa sherryä
15 ml/1 rkl ruskeaa sokeria

Laita katkaravut kulhoon. Sekoita loput aineet keskenään, kaada katkarapujen päälle ja anna marinoitua 30 minuuttia. Siirrä uunivuokaan ja paista esilämmitetyssä uunissa 150¬∞C/300¬∞F/kaasumerkki 2 25 minuuttia. Tarjoile kuumana tai kylmänä kuorissa, jotta vieraat voivat kuoria omansa.

Katkaravun keksejä

Tarjoilee 4

100 g/4 unssia katkarapukeksejä

öljyä uppopaistamiseen

Kuumenna öljy erittäin kuumaksi. Lisää kourallinen katkarapukeksejä kerrallaan ja paista muutama sekunti, kunnes ne ovat turvonneet. Poista öljystä ja valuta talouspaperin päällä samalla kun jatkat kekseiden paistamista.

Rapeat katkaravut

Tarjoilee 4

450 g/1 lb kuorittuja tiikerikatkarapuja

15 ml/1 rkl riisiviiniä tai kuivaa sherryä

10 ml/2 tl soijakastiketta

5 ml/1 tl viiden mausteen jauhetta

suolaa ja pippuria

90 ml/6 rkl maissijauhoa (maissitärkkelystä)

2 munaa, vatkattuna

100 g/4 unssia korppujauhoja

maapähkinäöljyä paistamiseen

Sekoita katkaravut viinin tai sherryn, soijakastikkeen ja viiden maustejauheen kanssa ja mausta suolalla ja pippurilla. Sekoita ne maissijauhojen joukkoon ja sivele sitten vatkatulla munalla ja korppujauhoilla. Uppopaista kuumassa öljyssä muutama minuutti, kunnes se on vaaleanruskea, valuta ja tarjoile heti.

Katkarapuja inkiväärikastikkeella

Tarjoilee 4

15 ml/1 rkl soijakastiketta

5 ml/1 tl riisiviiniä tai kuivaa sherryä

5 ml/1 tl seesamiöljyä

450 g/1 lb kuorittuja katkarapuja

30 ml/2 rkl hienonnettua tuoretta persiljaa

15 ml/1 rkl viinietikkaa

5 ml/1 tl hienonnettua inkiväärijuurta

Sekoita keskenään soijakastike, viini tai sherry ja seesamiöljy.

Kaada katkarapujen päälle, peitä ja anna marinoitua 30 minuuttia.

Grillaa katkarapuja muutama minuutti, kunnes ne ovat juuri

kypsiä ja voitele marinadilla. Sekoita sillä välin persilja,

viinietikka ja inkivääri tarjoilemaan katkarapujen kanssa.

Katkarapu- ja nuudelirullat

Tarjoilee 4

50 g/2 unssia munanuudeleita paloiksi pilkottuna

15 ml/1 rkl maapähkinäöljyä

50 g/2 unssia vähärasvaista sianlihaa, hienonnettuna

100 g/4 unssia sieniä hienonnettuna

3 kevätsipulia (sipulia), hienonnettuna

100 g/4 unssia kuorittuja katkarapuja, hienonnettu

15 ml/1 rkl riisiviiniä tai kuivaa sherryä

suolaa ja pippuria

24 wonton skiniä

1 muna, vatkattuna

öljyä uppopaistamiseen

Keitä nuudelit kiehuvassa vedessä 5 minuuttia, valuta ja hienonna. Kuumenna öljy ja paista porsaanlihaa 4 minuuttia. Lisää sienet ja sipulit ja paista sekoitellen 2 minuuttia ja poista sitten lämmöltä. Sekoita joukkoon katkaravut, viini tai sherry ja nuudelit ja mausta maun mukaan suolalla ja pippurilla. Laita lusikallinen seosta jokaisen wonton-kuoren keskelle ja voitele reunat vatkatulla munalla. Taita reunat ja rullaa kääreet ja sulje reunat yhteen. Kuumenna öljy ja paista sämpylöitä muutama kerrallaan noin 5 minuuttia kullanruskeiksi. Valuta talouspaperin päällä ennen tarjoilua.

Katkarapupaahtoleipää

Tarjoilee 4

2 munaa 450 g/1 lb kuorittuja katkarapuja, jauhettu
15 ml/1 rkl maissijauhoa (maissitärkkelystä)
1 sipuli, hienonnettuna
30 ml/2 rkl soijakastiketta
15 ml/1 rkl riisiviiniä tai kuivaa sherryä
5 ml/1 tl suolaa
5 ml/1 tl jauhettua inkiväärijuurta
8 viipaletta leipää, leikattu kolmioiksi
öljyä uppopaistamiseen

Sekoita 1 muna kaikkien muiden ainesten kanssa paitsi leipää ja öljyä. Lusikoi seos leipäkolmioiden päälle ja painele kupuksi. Voitele jäljellä olevalla kananmunalla. Kuumenna noin 5 cm/2 tuumaa öljyä ja paista leipäkolmiot kullanruskeiksi. Valuta hyvin ennen tarjoilua.

Porsaan ja katkaravun Wontons hapanimeläkastikkeella

Tarjoilee 4

120 ml/4 fl oz/¬Ω kuppi vettä

60 ml/4 rkl viinietikkaa

60 ml/4 rkl ruskeaa sokeria

30 ml/2 rkl tomaattipyreetä (tahnaa)

10 ml/2 tl maissijauhoa (maissitärkkelystä)

25 g/1 unssi sieniä hienonnettuna

25 g/1 oz kuorittuja katkarapuja, hienonnettu

50 g/2 unssia vähärasvaista sianlihaa, hienonnettuna

2 kevätsipulia (sipulia), hienonnettuna

5 ml/1 tl soijakastiketta

2,5 ml/¬Ω tl raastettua inkiväärijuurta

1 valkosipulinkynsi murskattuna

24 wonton skiniä

öljyä uppopaistamiseen

Sekoita vesi, viinietikka, sokeri, tomaattisose ja maissijauho pienessä kattilassa. Kuumenna kiehuvaksi koko ajan sekoittaen ja keitä sitten 1 minuutti. Ota pois lämmöltä ja pidä lämpimänä.

Sekoita sienet, katkaravut, porsaanliha, kevätsipulit, soijakastike, inkivääri ja valkosipuli. Laita lusikallinen täytettä jokaiselle iholle, sivele reunat vedellä ja purista yhteen. Kuumenna öljy ja paista wontonit muutama kerrallaan kullanruskeiksi. Valuta talouspaperin päällä ja tarjoile kuumana hapanimeläkastikkeen kanssa.

Kanalihaa

Tekee 2 litraa/3½ pistettä/8½ kuppia

1,5 kg/2 lb keitettyä tai raakoja kananluita

450 g/1 lb porsaan luita

1 cm/½ paloina inkiväärijuurta

3 kevätsipulia (sipulia), viipaloituna

1 valkosipulinkynsi murskattuna

5 ml/1 tl suolaa

2,25 litraa / 4 pistettä / 10 kuppia vettä

Kuumenna kaikki ainekset kiehuvaksi, peitä ja keitä 15 minuuttia. Kuori pois kaikki rasva. Peitä ja hauduta 1½ tuntia. Siivilöi, jäähdytä ja kuori. Pakasta pieninä erinä tai säilytä jääkaapissa ja käytä 2 päivän kuluessa.

Pavunverso ja sianlihakeitto

Tarjoilee 4

450 g/1 lb sianlihaa, kuutioituna

1,5 l/2½ pt/6 kuppia kanalientä

5 viipaletta inkiväärijuurta

350 g/12 oz pavunversoja

15 ml/1 rkl suolaa

Keitä porsaanlihaa kiehuvassa vedessä 10 minuuttia ja valuta.

Kuumenna liemi kiehuvaksi ja lisää porsaanliha ja inkivääri.

Peitä ja hauduta 50 minuuttia. Lisää pavunversot ja suola ja keitä 20 minuuttia.

Abalone- ja sienikeitto

Tarjoilee 4

60 ml/4 rkl maapähkinäöljyä

100 g/4 unssia vähärasvaista sianlihaa, leikattu suikaleiksi

225 g/8 oz purkitettua abalonea, leikattu nauhoiksi

100 g/4 unssia sieniä, viipaloituina

2 sellerin vartta, viipaloitu

50 g/2 unssia kinkkua suikaleiksi leikattuna

2 sipulia, viipaloituna

1,5 l / 2½ pts / 6 kuppia vettä

30 ml/2 rkl viinietikkaa

45 ml/3 rkl soijakastiketta

2 viipaletta inkiväärijuurta, hienonnettuna

suolaa ja vastajauhettua pippuria

15 ml/1 rkl maissijauhoa (maissitärkkelystä)

45 ml/3 rkl vettä

Kuumenna öljy ja paista sianlihaa, abalonea, sieniä, selleriä, kinkkua ja sipulia 8 minuuttia. Lisää vesi ja viinietikka, kiehauta, peitä ja hauduta 20 minuuttia. Lisää soijakastike, inkivääri, suola ja pippuri. Sekoita maissijauho veteen tahnaksi, sekoita keittoon ja keitä sekoitellen 5 minuuttia, kunnes keitto kirkastuu ja paksuuntuu.

Kana- ja parsakeitto

Tarjoilee 4

100 g/4 unssia kanaa, silputtuna

2 munanvalkuaista

2,5 ml/½ tl suolaa

30 ml/2 rkl maissijauhoa (maissitärkkelystä)

225 g/8 unssia parsaa, leikattu 5 cm:n paloiksi

100 g/4 oz pavunversoja

1,5 l/2½ pt/6 kuppia kanalientä

100 g/4 unssia herkkusieniä

Sekoita kana munanvalkuaisiin, suolaan ja maissijauhoon ja anna seistä 30 minuuttia. Keitä kanaa kiehuvassa vedessä noin 10 minuuttia, kunnes se on kypsä ja valuta sitten hyvin. Keitä parsoja kiehuvassa vedessä 2 minuuttia ja valuta. Keitä pavunversoja kiehuvassa vedessä 3 minuuttia ja valuta. Kaada liemi isoon pannuun ja lisää kana, parsa, sienet ja pavunversot. Kuumenna kiehuvaksi ja mausta suolalla maun mukaan. Hauduta muutama minuutti, jotta maut kehittyvät ja kunnes vihannekset ovat pehmeitä, mutta silti rapeita.

Naudanliha keitto

Tarjoilee 4

225 g/8 unssia jauhettua (jauhettua) naudanlihaa

15 ml/1 rkl soijakastiketta

15 ml/1 rkl riisiviiniä tai kuivaa sherryä

15 ml/1 rkl maissijauhoa (maissitärkkelystä)

1,2 l / 2 pts / 5 kuppia kanalientä

5 ml/1 tl chilipapukastiketta

suolaa ja pippuria

2 munaa, vatkattuna

6 kevätsipulia (sipulia), hienonnettuna

Sekoita naudanliha soijakastikkeeseen, viiniin tai sherryyn ja maissijauhoon. Lisää liemeen ja kuumenna vähitellen kiehuvaksi sekoittaen. Lisää chilipapukastike ja mausta maun mukaan suolalla ja pippurilla, peitä ja hauduta noin 10 minuuttia välillä sekoittaen. Sekoita joukkoon munat ja tarjoile kevätsipulilla ripottuna.

Naudanliha- ja kiinalaislehtikeitto

Tarjoilee 4

200 g/7 unssia vähärasvaista naudanlihaa, leikattu suikaleiksi

15 ml/1 rkl soijakastiketta

15 ml/1 rkl maapähkinäöljyä

1,5 l/2½ pt/6 kuppia naudanlihalientä

5 ml/1 tl suolaa

2,5 ml/½ tl sokeria

½ päätä kiinalaisia lehtiä paloiksi leikattuna

Sekoita naudanliha soijakastikkeen ja öljyn kanssa ja anna marinoitua 30 minuuttia välillä sekoittaen. Kuumenna liemi kiehuvaksi suolan ja sokerin kanssa, lisää kiinalaiset lehdet ja keitä noin 10 minuuttia, kunnes se on lähes kypsää. Lisää naudanliha ja keitä vielä 5 minuuttia.

Kaalikeitto

Tarjoilee 4

60 ml/4 rkl maapähkinäöljyä

2 sipulia, hienonnettuna

100 g/4 unssia vähärasvaista sianlihaa, leikattu suikaleiksi

225 g/8 unssia kiinankaalia, silputtuna

10 ml/2 tl sokeria

1,2 l / 2 pts / 5 kuppia kanalientä

45 ml/3 rkl soijakastiketta

suolaa ja pippuria

15 ml/1 rkl maissijauhoa (maissitärkkelystä)

Kuumenna öljy ja paista sipulia ja porsaanlihaa kevyesti
ruskeiksi. Lisää kaali ja sokeri ja paista 5 minuuttia. Lisää liemi
ja soijakastike ja mausta maun mukaan suolalla ja pippurilla.
Kuumenna kiehuvaksi, peitä ja hauduta hiljalleen 20 minuuttia.
Sekoita maissijauho pieneen määrään vettä, sekoita keittoon ja
keitä sekoittaen, kunnes keitto sakenee ja kirkastuu.

Maukas naudanlihakeitto

Tarjoilee 4

45 ml/3 rkl maapähkinäöljyä

1 valkosipulinkynsi murskattuna

5 ml/1 tl suolaa

225 g/8 unssia jauhettua (jauhettua) naudanlihaa

6 kevätsipulia (sipulia), leikattu suikaleiksi

1 punainen paprika suikaleiksi leikattuna

1 vihreä paprika suikaleiksi leikattuna

225 g/8 unssia kaalia silputtuna

1 l/1¾ pts/4¼ kuppia naudanlihalientä

30 ml/2 rkl luumukastiketta

30 ml/2 rkl hoisin-kastiketta

45 ml/3 rkl soijakastiketta

2 kpl varsi inkivääriä, hienonnettuna

2 munaa

5 ml/1 tl seesamiöljyä

225 g/8 unssia läpinäkyviä nuudeleita, liotettuja

Kuumenna öljy ja paista valkosipulia ja suolaa kevyesti
ruskeiksi. Lisää naudanliha ja ruskista nopeasti. Lisää kasvikset

ja paista sekoitellen läpikuultaviksi. Lisää liemi, luumukastike, hoisin-kastike, 30 ml/2

rkl soijakastiketta ja inkivääriä, kuumenna kiehuvaksi ja keitä 10 minuuttia. Vatkaa munat seesamiöljyn ja jäljellä olevan soijakastikkeen kanssa. Lisää keittoon nuudelien kanssa ja keitä sekoittaen, kunnes munat muodostavat säikeitä ja nuudelit ovat pehmeitä.

Taivaallinen keitto

Tarjoilee 4

2 kevätsipulia (sipulia), jauhettu

1 valkosipulinkynsi murskattuna

30 ml/2 rkl hienonnettua tuoretta persiljaa

5 ml/1 tl suolaa

15 ml/1 rkl maapähkinäöljyä

30 ml/2 rkl soijakastiketta

1,5 l / 2½ pts / 6 kuppia vettä

Sekoita keskenään kevätsipulit, valkosipuli, persilja, suola, öljy ja soijakastike. Kuumenna vesi kiehuvaksi, kaada kevätsipuliseos päälle ja anna seistä 3 minuuttia.

Kana- ja bambuversokeitto

Tarjoilee 4

2 kanan jalkaa

30 ml/2 rkl maapähkinäöljyä

5 ml/1 tl riisiviiniä tai kuivaa sherryä

1,5 l/2½ pt/6 kuppia kanalientä

3 kevätsipulia, viipaloituna

100 g/4 oz bambunversoja paloiksi leikattuna

5 ml/1 tl jauhettua inkiväärijuurta

suola

Leikkaa kanasta luut ja leikkaa liha paloiksi. Kuumenna öljy ja paista kanaa joka puolelta kunnes se on tiivis. Lisää liemi, kevätsipulit, bambunversot ja inkivääri, kiehauta ja keitä noin 20 minuuttia, kunnes kana on kypsää. Mausta maun mukaan suolalla ennen tarjoilua.

Kana- ja maissikeitto

Tarjoilee 4

1 l/1¾ pts/4¼ kuppia kanalientä

100 g/4 unssia kanaa, jauhettu

200 g/7 unssia kermamaissia

viipaloi kinkku, hienonnettu

munat, vatkattuna

15 ml/1 rkl riisiviiniä tai kuivaa sherryä

Kuumenna liemi ja kana kiehuvaksi, peitä ja keitä 15 minuuttia. Lisää sokerimaissi ja kinkku, peitä ja hauduta 5 minuuttia. Lisää munat ja sherry sekoittaen hitaasti syömäpuikolla niin, että munat muodostavat lankoja. Poista lämmöltä, peitä ja anna seistä 3 minuuttia ennen tarjoilua.

Kana- ja inkiväärikeitto

Tarjoilee 4

4 kuivattua kiinalaista sientä

1,5 l / 2½ pts / 6 kupillista vettä tai kanalientä

225 g/8 unssia kananlihaa kuutioituna

10 viipaletta inkiväärijuurta

5 ml/1 tl riisiviiniä tai kuivaa sherryä

suola

Liota sieniä lämpimässä vedessä 30 minuuttia ja valuta. Hävitä varret. Kuumenna vesi tai liemi kiehuvaksi muiden ainesten kanssa ja keitä hiljalleen noin 20 minuuttia, kunnes kana on kypsää.

Kanakeitto kiinalaisilla sienillä

Tarjoilee 4

25 g/1 unssi kuivattuja kiinalaisia sieniä
100 g/4 unssia kanaa, silputtuna
50 g/2 unssia bambunversoja, silputtu
30 ml/2 rkl soijakastiketta
30 ml/2 rkl riisiviiniä tai kuivaa sherryä
1,2 l / 2 pts / 5 kuppia kanalientä

Liota sieniä lämpimässä vedessä 30 minuuttia ja valuta. Hävitä varret ja viipaloi korkit. Valuta sieniä, kanaa ja bambunversoja kiehuvassa vedessä 30 sekuntia ja valuta. Laita ne kulhoon ja sekoita joukkoon soijakastike ja viini tai sherry. Anna marinoitua 1 tunti. Kuumenna liemi kiehuvaksi lisää kanaseos ja marinadi. Sekoita hyvin ja keitä muutama minuutti, kunnes kana on täysin kypsää.

Kana- ja riisikeitto

Tarjoilee 4

1 l/1¾ pts/4¼ kuppia kanalientä

225 g/8 unssia/1 kuppi keitettyä pitkäjyväistä riisiä

100 g keitettyä kanaa suikaleiksi leikattuna

1 sipuli, leikattu viipaleiksi

5 ml/1 tl soijakastiketta

Kuumenna kaikki ainekset yhdessä varovasti kuumaksi antamatta keittoa kiehua.

Kana- ja kookoskeitto

Tarjoilee 4

350 g/12 unssia kananrintaa

suola

10 ml/2 tl maissijauhoa (maissitärkkelystä)

30 ml/2 rkl maapähkinäöljyä

1 vihreä chili, hienonnettuna

1 l/1¾ pts/4¼ kuppia kookosmaitoa

5 ml/1 tl sitruunan raastettua kuorta

12 litsiä

ripaus raastettua muskottipähkinää

suolaa ja vastajauhettua pippuria

2 sitruunamelissan lehtiä

Leikkaa kananrinta jyvän poikki vinosti suikaleiksi. Ripottele päälle suolaa ja ripottele päälle maissijauhoa. Kuumenna 10 ml/2 tl öljyä wokissa, pyöritä ja kaada se pois. Toista vielä kerran. Kuumenna loput öljystä ja paista kanaa ja chilipippuria 1 minuutti. Lisää kookosmaito ja kuumenna kiehuvaksi. Lisää sitruunan kuori ja keitä 5 minuuttia. Lisää litsit, mausta muskottipähkinällä, suolalla ja pippurilla ja tarjoile sitruunamelissalla koristeltuna.

Simpukkakeitto

Tarjoilee 4

2 kuivattua kiinalaista sientä

12 simpukkaa liotettuna ja kuurattuina

1,5 l/2½ pt/6 kuppia kanalientä

50 g/2 unssia bambunversoja, silputtu

50 g/2 unssia mangetout (lumiherneet), puolitettu

2 kevätsipulia (sipulia), leikattu renkaiksi

15 ml/1 rkl riisiviiniä tai kuivaa sherryä

ripaus vastajauhettua pippuria

Liota sieniä lämpimässä vedessä 30 minuuttia ja valuta. Hävitä varret ja puolita korkit. Höyryä simpukoita noin 5 minuuttia, kunnes ne avautuvat; hävitä kaikki, jotka ovat kiinni. Poista simpukat kuoristaan. Kuumenna liemi kiehuvaksi ja lisää sienet, bambunversot, mangetout ja kevätsipulit. Hauduta kannen alla 2 minuuttia. Lisää simpukat, viini tai sherry ja pippuri ja keitä, kunnes ne ovat lämmenneet.

Muna keitto

Tarjoilee 4

1,2 l / 2 pts / 5 kuppia kanalientä

3 munaa, vatkattuna

45 ml/3 rkl soijakastiketta

suolaa ja vastajauhettua pippuria

4 kevätsipulia (sipulia), viipaloituna

Kuumenna liemi kiehuvaksi. Vatkaa joukkoon vatkatut munat vähitellen niin, että ne erottuvat säikeiksi. Sekoita joukkoon soijakastike ja mausta maun mukaan suolalla ja pippurilla. Tarjoile kevätsipulilla koristeltuna.

Rapu- ja kampasimpukkakeitto

Tarjoilee 4

4 kuivattua kiinalaista sientä

15 ml/1 rkl maapähkinäöljyä

1 muna, vatkattuna

1,5 l/2½ pt/6 kuppia kanalientä

175 g/6 unssia rapulihaa, hiutaleina

100 g/4 unssia kuorittuja kampasimpukoita, viipaloitu

100 g/4 unssia bambunversoja, viipaloitu

2 kevätsipulia (sipulia), hienonnettuna

1 siivu inkiväärijuurta, jauhettu

muutama keitetty, kuorittu katkarapu (valinnainen)

45 ml/3 rkl maissijauhoa (maissitärkkelystä)

90 ml/6 rkl vettä

30 ml/2 rkl riisiviiniä tai kuivaa sherryä

20 ml/4 tl soijakastiketta

2 munanvalkuaista

Liota sieniä lämpimässä vedessä 30 minuuttia ja valuta. Hävitä varret ja leikkaa korkit ohuiksi viipaleiksi. Kuumenna öljy, lisää muna ja kallista pannua niin, että muna peittää pohjan. Keitä kunnes aseta ja käännä ja paista toinen puoli. Poista vuoasta, rullaa ja leikkaa ohuiksi suikaleiksi.

Kuumenna liemi kiehuvaksi, lisää sienet, munanauhat, rapujen liha, kampasimpukat, bambunversot, kevätsipulit, inkivääri ja katkaravut, jos käytät. Kuumenna takaisin kiehuvaksi. Sekoita maissijauho 60 ml/4 rkl vettä, viini tai sherry ja soijakastike ja sekoita keittoon. Hauduta sekoitellen, kunnes keitto sakenee. Vatkaa valkuaiset lopun veden kanssa ja valuta seos hitaasti keittoon voimakkaasti sekoittaen.

Rapukeitto

Tarjoilee 4

90 ml/6 rkl maapähkinäöljyä

3 sipulia, hienonnettuna

225 g/8 unssia valkoista ja ruskeaa taskurapulihaa

1 siivu inkiväärijuurta, jauhettu

1,2 l / 2 pts / 5 kuppia kanalientä

150 ml/¼pt/kuppi riisiviiniä tai kuivaa sherryä

45 ml/3 rkl soijakastiketta

suolaa ja vastajauhettua pippuria

Kuumenna öljy ja paista sipulit pehmeiksi, mutta eivät ruskeiksi. Lisää rapun liha ja inkivääri ja paista sekoitellen 5 minuuttia. Lisää liemi, viini tai sherry ja soijakastike, mausta suolalla ja pippurilla. Kuumenna kiehuvaksi ja keitä 5 minuuttia.

Kalakeitto

Tarjoilee 4

225 g/8 unssia kalafileitä

1 siivu inkiväärijuurta, jauhettu

15 ml/1 rkl riisiviiniä tai kuivaa sherryä

30 ml/2 rkl maapähkinäöljyä

1,5 l/2½ pt/6 kuppia kalalientä

Leikkaa kala ohuiksi suikaleiksi jyviä vasten. Sekoita inkivääri, viini tai sherry ja öljy, lisää kala ja sekoita varovasti. Anna marinoitua 30 minuuttia välillä käännellen. Kuumenna liemi kiehuvaksi, lisää kala ja keitä hiljalleen 3 minuuttia.

Kala- ja salaattikeitto

Tarjoilee 4

225 g/8 oz valkoista kalafilettä

30 ml/2 rkl tavallisia (yleisiä) jauhoja

suolaa ja vastajauhettua pippuria

90 ml/6 rkl maapähkinäöljyä

6 kevätsipulia (sipulia), viipaloituna

100 g/4 unssia salaattia, silputtuna

1,2 l / 2 pts / 5 kuppia vettä

10 ml/2 tl hienonnettua inkiväärijuurta

150 ml / ¼ pt / runsas ½ kuppi riisiviiniä tai kuivaa sherryä

30 ml/2 rkl maissijauhoa (maissitärkkelystä)

30 ml/2 rkl hienonnettua tuoretta persiljaa

10 ml/2 tl sitruunamehua

30 ml/2 rkl soijakastiketta

Leikkaa kala ohuiksi nauhoiksi ja ripottele joukkoon maustetut jauhot. Kuumenna öljy ja kuullota kevätsipulit pehmeiksi. Lisää salaatti ja paista 2 minuuttia. Lisää kala ja keitä 4 minuuttia. Lisää vesi, inkivääri ja viini tai sherry, kiehauta, peitä ja hauduta 5 minuuttia. Sekoita maissijauho pieneen määrään vettä ja sekoita sitten keittoon. Hauduta sekoittaen vielä 4 minuuttia keittoon asti

kirkas ja mausta suolalla ja pippurilla. Tarjoile persiljalla, sitruunamehulla ja soijakastikkeella ripottuna.

Inkiväärikeitto pyöryköiden kanssa

Tarjoilee 4

5 cm/2 kappaletta inkiväärijuurta, raastettuna

350 g/12 unssia ruskeaa sokeria

1,5 l / 2½ pts / 7 kupillista vettä

225 g/8 unssia/2 kuppia riisijauhoja

2,5 ml/½ tl suolaa

60 ml/4 rkl vettä

Laita inkivääri, sokeri ja vesi kattilaan ja kuumenna kiehuvaksi sekoittaen. Peitä ja hauduta noin 20 minuuttia. Siivilöi keitto ja laita se takaisin pannulle.

Sillä välin laita jauhot ja suola kulhoon ja vaivaa vähitellen vettä juuri sen verran, että muodostuu paksu taikina. Pyöritä siitä pieniä palloja ja pudota nyytit keittoon. Palauta keitto kiehuvaksi, peitä ja keitä vielä 6 minuuttia, kunnes nyytit ovat kypsiä.

Kuuma ja hapan keitto

Tarjoilee 4

8 kuivattua kiinalaista sientä

1 l/1¾ pts/4¼ kuppia kanalientä

100 g/4 oz kanaa, leikattu suikaleiksi

100 g/4 unssia suikaleiksi leikattuja bambunversoja

100 g/4 oz tofua suikaleiksi leikattuna

15 ml/1 rkl soijakastiketta

30 ml/2 rkl viinietikkaa

30 ml/2 rkl maissijauhoa (maissitärkkelystä)

2 munaa, vatkattuna

muutama tippa seesamiöljyä

Liota sieniä lämpimässä vedessä 30 minuuttia ja valuta. Hävitä varret ja leikkaa korkit suikaleiksi. Kuumenna sienet, liemi, kana, bambunversot ja tofu kiehuvaksi, peitä ja hauduta 10 minuuttia. Sekoita soijakastike, viinietikka ja maissijauho tasaiseksi tahnaksi, sekoita keittoon ja keitä 2 minuuttia, kunnes keitto on läpikuultava. Lisää munat ja seesamiöljy hitaasti syömäpuikolla sekoittaen. Peitä ja anna seistä 2 minuuttia ennen tarjoilua.

Sienikeitto

Tarjoilee 4

15 kuivattua kiinalaista sientä

1,5 l/2½ pt/6 kuppia kanalientä

5 ml/1 tl suolaa

Liota sieniä lämpimässä vedessä 30 minuuttia ja valuta sitten nestettä. Hävitä varret ja leikkaa korkit puoliksi, jos ne ovat suuret ja laita isoon lämmönkestävään kulhoon. Nosta kulho telineelle höyrylaivassa. Kuumenna liemi kiehuvaksi, kaada sienten päälle, peitä ja höyrytä 1 tunti miedolla lämmöllä kiehuvan veden päällä. Mausta maun mukaan suolalla ja tarjoile.

Sieni- ja kaalikeitto

Tarjoilee 4

25 g/1 unssi kuivattuja kiinalaisia sieniä
15 ml/1 rkl maapähkinäöljyä
50 g/2 unssia kiinalaisia lehtiä, silputtu
15 ml/1 rkl riisiviiniä tai kuivaa sherryä
15 ml/1 rkl soijakastiketta
1,2 l/2 pt/5 kuppia kana- tai kasvislientä
suolaa ja vastajauhettua pippuria
5 ml/1 tl seesamiöljyä

Liota sieniä lämpimässä vedessä 30 minuuttia ja valuta. Hävitä varret ja viipaloi korkit. Kuumenna öljy ja paista sieniä ja kiinalaisia lehtiä 2 minuuttia, kunnes ne ovat hyvin peittyneet. Sekoita joukkoon viini tai sherry ja soijakastike ja lisää sitten liemi. Kuumenna kiehuvaksi, mausta maun mukaan suolalla ja pippurilla ja anna hautua 5 minuuttia. Ripottele päälle seesamiöljyä ennen tarjoilua.

Sienimuna-pisarakeitto

Tarjoilee 4

1 l/1¾ pts/4¼ kuppia kanalientä

30 ml/2 rkl maissijauhoa (maissitärkkelystä)

100 g/4 unssia sieniä, viipaloituina

1 siivu sipulia, hienonnettuna

hyppysellinen suolaa

3 tippaa seesamiöljyä

2,5 ml/½ tl soijakastiketta

1 muna, vatkattuna

Sekoita hieman lientä maissijauhoon ja sekoita sitten kaikki ainekset munaa lukuun ottamatta. Kuumenna kiehuvaksi, peitä ja hauduta 5 minuuttia. Lisää muna, sekoita syömäpuikolla niin, että munasta muodostuu lankoja. Ota pois lämmöltä ja anna seistä 2 minuuttia ennen tarjoilua.

Sieni- ja vesikastanjakeitto

Tarjoilee 4

1 l/1¾ pts/4¼ kuppia kasvislientä tai vettä

2 sipulia, hienonnettuna

5 ml/1 tl riisiviiniä tai kuivaa sherryä

30 ml/2 rkl soijakastiketta

225 g/8 unssia herkkusieniä

100 g/4 unssia vesikastanjoita, viipaloituina

100 g/4 unssia bambunversoja, viipaloitu

muutama tippa seesamiöljyä

2 salaatinlehteä, leikattu paloiksi

2 kevätsipulia (sipulia), leikattu paloiksi

Kuumenna vesi, sipulit, viini tai sherry ja soijakastike kiehuvaksi, peitä ja hauduta 10 minuuttia. Lisää sienet, vesikastanjat ja bambunversot, peitä ja hauduta 5 minuuttia. Sekoita joukkoon seesamiöljy, salaatinlehdet ja kevätsipulit, poista lämmöltä, peitä ja anna seistä 1 minuutti ennen tarjoilua.

Sieni- ja sianlihakeitto

Tarjoilee 4

60 ml/4 rkl maapähkinäöljyä

1 valkosipulinkynsi murskattuna

2 sipulia, viipaloituna

225 g/8 unssia vähärasvaista sianlihaa, leikattu suikaleiksi

1 tikku selleri, hienonnettuna

50 g/2 unssia sieniä, viipaloituina

2 porkkanaa, viipaloituna

1,2 l/2 pt/5 kuppia naudanlihalientä

15 ml/1 rkl soijakastiketta

suolaa ja vastajauhettua pippuria

15 ml/1 rkl maissijauhoa (maissitärkkelystä)

Kuumenna öljy ja paista valkosipulia, sipulia ja porsaanlihaa, kunnes sipulit ovat pehmeitä ja vaaleanruskeita. Lisää selleri, sienet ja porkkanat, peitä ja hauduta hiljalleen 10 minuuttia. Kuumenna liemi kiehuvaksi ja lisää se pannulle soijakastikkeen kanssa ja mausta maun mukaan suolalla ja pippurilla. Sekoita maissijauho pieneen määrään vettä, sekoita se kattilaan ja keitä sekoitellen noin 5 minuuttia.

Porsaan- ja vesikrassikeitto

Tarjoilee 4

1,5 l/2½ pt/6 kuppia kanalientä

100 g/4 unssia vähärasvaista sianlihaa, leikattu suikaleiksi

3 sellerin vartta, vinosti viipaloituna

2 kevätsipulia (sipulia), viipaloituna

1 nippu vesikrassia

5 ml/1 tl suolaa

Kuumenna liemi kiehuvaksi, lisää porsaanliha ja selleri, peitä ja hauduta 15 minuuttia. Lisää kevätsipulit, vesikrassi ja suola ja keitä kannen alla noin 4 minuuttia.

Porsaan ja kurkkukeitto

Tarjoilee 4

100 g/4 unssia vähärasvaista sianlihaa ohuiksi viipaleina

5 ml/1 tl maissijauhoa (maissitärkkelystä)

15 ml/1 rkl soijakastiketta

15 ml/1 rkl riisiviiniä tai kuivaa sherryä

1 kurkku

1,5 l/2½ pt/6 kuppia kanalientä

5 ml/1 tl suolaa

Sekoita keskenään sianliha, maissijauho, soijakastike ja viini tai sherry. Sekoita sianlihan päällystämiseksi. Kuori kurkku ja leikkaa se puoliksi pituussuunnassa ja kaavi siemenet pois. Viipaloi paksuksi. Kuumenna liemi kiehuvaksi, lisää porsaanliha, peitä ja hauduta 10 minuuttia. Sekoita joukkoon kurkku ja keitä muutama minuutti, kunnes se on läpikuultava. Sekoita joukkoon suola ja lisää halutessasi hieman soijakastiketta.

Keitto porsaanpullien ja nuudeleiden kera

Tarjoilee 4

50 g/2 unssia riisinuudeleita

225 g jauhettua (jauhettua) sianlihaa

5 ml/1 tl maissijauhoa (maissitärkkelystä)

2,5 ml/½ tl suolaa

30 ml/2 rkl vettä

1,5 l/2½ pt/6 kuppia kanalientä

1 kevätsipuli (sipuli), hienonnettuna

5 ml/1 tl soijakastiketta

Laita nuudelit kylmään veteen liottamaan lihapullien valmistamisen ajaksi. Sekoita porsaanliha, maissijauho, hieman suolaa ja vesi ja muotoile pähkinän kokoisiksi palloiksi. Kuumenna kattila vettä kiehuvaksi, pudota joukkoon sianlihapullat, peitä ja hauduta 5 minuuttia. Valuta hyvin ja valuta nuudelit. Kuumenna liemi kiehuvaksi, lisää sianlihapullat ja nuudelit, peitä ja hauduta 5 minuuttia. Lisää kevätsipuli, soijakastike ja jäljellä oleva suola ja hauduta vielä 2 minuuttia.

Pinaatti- ja tofukeitto

Tarjoilee 4

1,2 l / 2 pts / 5 kuppia kanalientä

200 g/7 unssia säilöttyjä tomaatteja valutettuna ja hienonnettuna

225 g/8 unssia tofua kuutioituna

225 g/8 unssia pinaattia hienonnettuna

30 ml/2 rkl soijakastiketta

5 ml/1 tl ruskeaa sokeria

suolaa ja vastajauhettua pippuria

Kuumenna liemi kiehuvaksi ja lisää tomaatit, tofu ja pinaatti ja sekoita varovasti. Palauta kiehuvaksi ja keitä 5 minuuttia. Lisää soijakastike ja sokeri ja mausta maun mukaan suolalla ja pippurilla. Hauduta 1 minuutti ennen tarjoilua.

Sokerimaissi- ja rapukeitto

Tarjoilee 4

1,2 l / 2 pts / 5 kuppia kanalientä
200 g/7 unssia sokerimaissia
suolaa ja vastajauhettua pippuria
1 muna, vatkattuna
200 g/7 unssia rapulihaa, hiutaleina
3 salottisipulia hienonnettuna

Kuumenna liemi kiehuvaksi, lisää sokerimaissi suolalla ja pippurilla. Hauduta 5 minuuttia. Juuri ennen tarjoilua kaada munat haarukalla ja pyörittele keiton päälle. Tarjoile rapujen lihalla ja hienonnetulla salottisipulilla ripottuna.

Szechuan-keitto

Tarjoilee 4

4 kuivattua kiinalaista sientä

1,5 l/2½ pt/6 kuppia kanalientä

75 ml/5 rkl kuivaa valkoviiniä

15 ml/1 rkl soijakastiketta

2,5 ml/½ tl chilikastiketta

30 ml/2 rkl maissijauhoa (maissitärkkelystä)

60 ml/4 rkl vettä

100 g/4 unssia vähärasvaista sianlihaa, leikattu suikaleiksi

50 g/2 unssia keitettyä kinkkua suikaleiksi leikattuna

1 punainen paprika suikaleiksi leikattuna

50 g/2 unssia vesikastanjoita, viipaloituina

10 ml/2 tl viinietikkaa

5 ml/1 tl seesamiöljyä

1 muna, vatkattuna

100 g/4 unssia kuorittuja katkarapuja

6 kevätsipulia (sipulia), hienonnettuna

175 g/6 unssia tofua kuutioituna

Liota sieniä lämpimässä vedessä 30 minuuttia ja valuta. Hävitä varret ja viipaloi korkit. Tuo liemi, viini, soija kastike ja chilikastike kiehuvaksi, peitä ja keitä 5 minuuttia. Sekoita maissijauho puoleen vedestä ja sekoita keittoon sekoittaen, kunnes keitto sakenee. Lisää sienet, sianliha, kinkku, pippuri ja vesikastanjat ja keitä 5 minuuttia. Sekoita joukkoon viinietikka ja seesamiöljy. Vatkaa muna jäljellä olevan veden kanssa ja valuta tämä keittoon voimakkaasti sekoittaen. Lisää katkaravut, kevätsipulit ja tofu ja keitä muutama minuutti lämmetä.

Tofu keitto

Tarjoilee 4

1,5 l/2½ pt/6 kuppia kanalientä

225 g/8 unssia tofua kuutioituna

5 ml/1 tl suolaa

5 ml/1 tl soijakastiketta

Kuumenna liemi kiehuvaksi ja lisää tofu, suola ja soijakastike. Hauduta muutama minuutti, kunnes tofu on lämmennyt.

Tofu ja kalakeitto

Tarjoilee 4

225 g/8 oz valkoista kalafilettä, leikattu suikaleiksi

150 ml / ¼ pt / runsas ½ kuppi riisiviiniä tai kuivaa sherryä

10 ml/2 tl hienoksi jauhettua inkiväärijuurta

45 ml/3 rkl soijakastiketta

2,5 ml/½ tl suolaa

60 ml/4 rkl maapähkinäöljyä

2 sipulia, hienonnettuna

100 g/4 unssia sieniä, viipaloituina

1,2 l / 2 pts / 5 kuppia kanalientä

100 g/4 unssia tofua kuutioituna

suolaa ja vastajauhettua pippuria

Laita kala kulhoon. Sekoita viini tai sherry, inkivääri, soijakastike ja suola keskenään ja kaada kalan päälle. Anna marinoitua 30 minuuttia. Kuumenna öljy ja kuullota sipulia 2 minuuttia. Lisää sienet ja jatka paistamista, kunnes sipulit ovat pehmeitä, mutta eivät ruskistuneet. Lisää kala ja marinadi, kiehauta, peitä ja hauduta 5 minuuttia. Lisää liemi, kuumenna takaisin kiehuvaksi, peitä ja hauduta 15 minuuttia. Lisää tofu ja mausta maun mukaan suolalla ja pippurilla. Hauduta kunnes tofu on kypsää.

Tomaattikeitto

Tarjoilee 4

400 g/14 unssia säilöttyjä tomaatteja, valutettu ja hienonnettu

1,2 l / 2 pts / 5 kuppia kanalientä

1 siivu inkiväärijuurta, jauhettu

15 ml/1 rkl soijakastiketta

15 ml/1 rkl chilipapukastiketta

10 ml/2 tl sokeria

Laita kaikki ainekset kattilaan ja kiehauta hitaasti välillä sekoittaen. Hauduta noin 10 minuuttia ennen tarjoilua.

Tomaatti-pinaattikeitto

Tarjoilee 4

1,2 l / 2 pts / 5 kuppia kanalientä

225 g/8 unssia säilöttyjä hienonnettuja tomaatteja

225 g/8 unssia tofua kuutioituna

225 g/8 unssia pinaattia

30 ml/2 rkl soijakastiketta

suolaa ja vastajauhettua pippuria

2,5 ml/½ tl sokeria

2,5 ml/½ tl riisiviiniä tai kuivaa sherryä

Kuumenna liemi kiehuvaksi ja lisää tomaatit, tofu ja pinaatti ja keitä 2 minuuttia. Lisää loput ainekset ja keitä 2 minuuttia, sekoita hyvin ja tarjoile.

Nauris Keitto

Tarjoilee 4

1 l/1¾ pts/4¼ kuppia kanalientä
1 iso nauris ohuiksi viipaleina
200 g/7 unssia vähärasvaista sianlihaa ohuiksi viipaleina
15 ml/1 rkl soijakastiketta
60 ml/4 rkl brandyä
suolaa ja vastajauhettua pippuria
4 salottisipulia hienoksi pilkottuna

Kuumenna liemi kiehuvaksi, lisää nauris ja porsaanliha, peitä ja
hauduta 20 minuuttia, kunnes nauris on kypsää ja liha kypsää.
Sekoita joukkoon maun mukaan soijakastike ja brandy. Hauduta
kunnes tarjoilu on kuuma salottisipulilla ripottuna.

Kasviskeitto

Tarjoilee 4

6 kuivattua kiinalaista sientä
1 l/1¾ pts/4¼ kuppia kasvislientä
50 g/2 unssia suikaleiksi leikattuja bambunversoja
50 g/2 unssia vesikastanjoita, viipaloituina
8 mangetout (lumiherneet), viipaloitu
5 ml/1 tl soijakastiketta

Liota sieniä lämpimässä vedessä 30 minuuttia ja valuta. Hävitä varret ja leikkaa korkit suikaleiksi. Lisää ne bambunversojen ja vesikastanjoiden kera liemeen ja kiehauta, peitä ja hauduta 10 minuuttia. Lisää mangetout ja soijakastike, peitä ja hauduta 2 minuuttia. Anna seistä 2 minuuttia ennen tarjoilua.

Kasviskeitto

Tarjoilee 4

¼ valkokaalia

2 porkkanaa

3 sellerin vartta

2 kevätsipulia (sipulia)

30 ml/2 rkl maapähkinäöljyä

1,5 l / 2½ pts / 6 kuppia vettä

15 ml/1 rkl soijakastiketta

15 ml/1 rkl riisiviiniä tai kuivaa sherryä

5 ml/1 tl suolaa

vastajauhettua pippuria

Leikkaa vihannekset suikaleiksi. Kuumenna öljy ja paista vihanneksia 2 minuuttia, kunnes ne alkavat pehmetä. Lisää loput ainekset, kiehauta, peitä ja keitä 15 minuuttia.

Vesikrassikeitto

Tarjoilee 4

1 l/1¾ pts/4¼ kuppia kanalientä

1 sipuli, hienonnettuna

1 tikku selleri, hienonnettuna

225 g/8 unssia vesikrassia karkeasti pilkottuna

suolaa ja vastajauhettua pippuria

Kuumenna liemi, sipuli ja selleri kiehuvaksi, peitä ja hauduta 15 minuuttia. Lisää vesikrassi, peitä ja hauduta 5 minuuttia. Mausta suolalla ja pippurilla.

Friteerattua kalaa vihannesten kanssa

Tarjoilee 4

4 kuivattua kiinalaista sientä

4 kokonaista kalaa, puhdistettu ja suomutettu

öljyä uppopaistamiseen

30 ml/2 rkl maissijauhoa (maissitärkkelystä)

45 ml/3 rkl maapähkinäöljyä

100 g/4 unssia suikaleiksi leikattuja bambunversoja

50 g/2 unssia vesikastanjoita suikaleiksi leikattuna

50 g/2 unssia kiinankaalia, silputtuna

2 viipaletta inkiväärijuurta, jauhettu

30 ml/2 rkl riisiviiniä tai kuivaa sherryä

30 ml/2 rkl vettä

15 ml/1 rkl soijakastiketta

5 ml/1 tl sokeria

120 ml/4 fl oz/¬Ω kuppi kalalientä

suolaa ja vastajauhettua pippuria

¬Ω pääsalaattia, silputtuna

15 ml/1 rkl silputtua lehtipersiljaa

Liota sieniä lämpimässä vedessä 30 minuuttia ja valuta. Hävitä varret ja viipaloi korkit. Pölyä kala puoliksi maissijauho ja ravista ylimääräinen pois. Kuumenna öljy ja paista kalaa noin 12 minuuttia, kunnes ne ovat kypsiä. Valuta talouspaperin päällä ja pidä lämpimänä.

Kuumenna öljy ja paista sieniä, bambunversoja, vesikastanjoita ja kaalia 3 minuuttia. Lisää inkivääri, viini tai sherry, 15 ml/1 rkl vettä, soijakastike ja sokeri ja paista sekoitellen 1 minuutti. Lisää liemi, suola ja pippuri, kiehauta, peitä ja hauduta 3 minuuttia. Sekoita maissijauho jäljellä olevaan veteen, sekoita se kattilaan ja keitä sekoitellen, kunnes kastike sakenee. Asettele salaatti tarjoilulautaselle ja laita kala päälle. Kaada kasvisten ja kastikkeen päälle ja tarjoile persiljalla koristeltuina.

Paistettu koko kala

Tarjoilu 4,Äi6

1 iso basso tai vastaava kala

45 ml/3 rkl maissijauhoa (maissitärkkelystä)

45 ml/3 rkl maapähkinäöljyä

1 sipuli, hienonnettuna

2 valkosipulinkynttä murskattuna

50 g/2 unssia kinkkua suikaleiksi leikattuna

100 g/4 unssia kuorittuja katkarapuja

15 ml/1 rkl soijakastiketta

15 ml/1 rkl riisiviiniä tai kuivaa sherryä

5 ml/1 tl sokeria

5 ml/1 tl suolaa

Päällystä kala maissijauholla. Kuumenna öljy ja paista sipulia ja valkosipulia kevyesti ruskeiksi. Lisää kala ja paista kullanruskeiksi molemmin puolin. Siirrä kala uunivuokaan foliolevylle ja ripottele päälle kinkkua ja katkarapuja. Lisää pannulle soijakastike, viini tai sherry, sokeri ja suola ja sekoita hyvin. Kaada kalan päälle, sulje folio päälle ja paista esilämmitetyssä uunissa 150¬∞C/300¬∞F/kaasumerkki 2 20 minuuttia.

Haudutettua soijakalaa

Tarjoilee 4

1 iso basso tai vastaava kala

suola

50 g/2 oz/¬Ω kuppi tavallisia (yleisiä) jauhoja

60 ml/4 rkl maapähkinäöljyä

3 viipaletta inkiväärijuurta, jauhettu

3 kevätsipulia (sipulia), jauhettu

250 ml / 8 fl unssia / 1 kuppi vettä

45 ml/3 rkl soijakastiketta

15 ml/1 rkl riisiviiniä tai kuivaa sherryä

2,5 ml/¬Ω tl sokeria

Puhdista ja hilseile kalat ja viilloi se vinottain molemmilta puolilta. Ripottele päälle suolaa ja anna seistä 10 minuuttia. Kuumenna öljy ja paista kalat ruskeiksi molemmilta puolilta, käännä kerran ja voitele öljyllä kypsennyksen aikana. Lisää inkivääri, kevätsipulit, vesi, soijakastike, viini tai sherry ja sokeri, kiehauta, peitä ja hauduta 20 minuuttia, kunnes kala on kypsää. Tarjoile kuumana tai kylmänä.

Soijakala osterikastikkeella

Tarjoilee 4

1 iso basso tai vastaava kala

suola

60 ml/4 rkl maapähkinäöljyä

3 kevätsipulia (sipulia), jauhettu

2 viipaletta inkiväärijuurta, jauhettu

1 valkosipulinkynsi murskattuna

45 ml/3 rkl osterikastiketta

30 ml/2 rkl soijakastiketta

5 ml/1 tl sokeria

250 ml/8 fl oz/1 kuppi kalalientä

Puhdista ja siivilöi kalat ja viiva viistosti muutaman kerran kummaltakin puolelta. Ripottele päälle suolaa ja anna seistä 10 minuuttia. Kuumenna suurin osa öljystä ja paista kalaa molemmin puolin ruskeiksi, käännä kerran. Kuumenna sillä välin jäljellä oleva öljy erillisessä pannussa ja paista kevätsipulia, inkivääriä ja valkosipulia kevyesti ruskeiksi. Lisää osterikastike, soijakastike ja sokeri ja paista sekoitellen 1 minuutti. Lisää liemi ja kuumenna kiehuvaksi. Kaada seos ruskistetun kalan joukkoon, kiehauta, peitä ja hauduta n

15 minuuttia, kunnes kala on kypsää, käännä kerran tai kahdesti kypsennyksen aikana.

Höyrytetty basso

Tarjoilee 4

1 iso basso tai vastaava kala

2,25 l / 4 pistettä / 10 kuppia vettä

3 viipaletta inkiväärijuurta, jauhettu

15 ml/1 rkl suolaa

15 ml/1 rkl riisiviiniä tai kuivaa sherryä

30 ml/2 rkl maapähkinäöljyä

Puhdista ja hilseile kalat ja viiltele molemmilta puolilta vinosti useita kertoja. Kuumenna vesi kiehuvaksi isossa kattilassa ja lisää loput ainekset. Laske kala veteen, peitä tiiviisti, sammuta lämpö ja anna seistä 30 minuuttia, kunnes kala on kypsää.

Haudutettua kalaa sienillä

Tarjoilee 4

4 kuivattua kiinalaista sientä

1 iso karppi tai vastaava kala

suola

45 ml/3 rkl maapähkinäöljyä

2 kevätsipulia (sipulia), jauhettu

1 siivu inkiväärijuurta, jauhettu

3 valkosipulinkynttä murskattuna

100 g/4 unssia suikaleiksi leikattuja bambunversoja

250 ml/8 fl oz/1 kuppi kalalientä

30 ml/2 rkl soijakastiketta

15 ml/1 rkl riisiviiniä tai kuivaa sherryä

2,5 ml/¬Ω tl sokeria

Liota sieniä lämpimässä vedessä 30 minuuttia ja valuta. Hävitä varret ja viipaloi korkit. Viipaloi kalat vinosti muutaman kerran molemmilta puolilta, ripottele päälle suolaa ja anna seistä 10 minuuttia. Kuumenna öljy ja paista kalat molemmilta puolilta kevyesti ruskeiksi. Lisää kevätsipulit, inkivääri ja valkosipuli ja paista 2 minuuttia. Lisää loput ainekset, kuumenna kiehuvaksi, peitä ja hauduta 15 minuuttia, kunnes kala on kypsää, käännä kerran tai kahdesti ja sekoita välillä.

Hapanimelä kala

Tarjoilee 4

1 iso basso tai vastaava kala

1 muna, vatkattuna

50 g/2 oz maissijauhoa (maissitärkkelystä)

öljyä paistamiseen

Kastikkeeseen:

15 ml/1 rkl maapähkinäöljyä

1 vihreä paprika suikaleiksi leikattuna

100 g/4 unssia ananassäilykkeitä siirapissa

1 sipuli, leikattu viipaleiksi

100 g/4 oz/¬Ω kuppi ruskeaa sokeria

60 ml/4 rkl kanalientä

60 ml/4 rkl viinietikkaa

15 ml/1 rkl tomaattipyreetä (tahnaa)

15 ml/1 rkl maissijauhoa (maissitärkkelystä)

15 ml/1 rkl soijakastiketta

3 kevätsipulia (sipulia), hienonnettuna

Puhdista kala ja poista halutessasi evät ja pää. Voitele se vatkatussa munassa ja sitten maissijauhossa. Kuumenna öljy ja paista kalaa kypsäksi. Valuta hyvin ja pidä lämpimänä.

Kastiketta varten lämmitä öljy ja paista pippuria, valutettua ananasta ja sipulia 4 minuuttia. Lisää 30 ml/2 rkl ananassiirappia, sokeri, liemi, viinietikka, tomaattipyree, maissijauho ja soijakastike ja kuumenna kiehuvaksi sekoittaen. Hauduta sekoittaen, kunnes kastike kirkastuu ja paksuuntuu. Kaada kalan päälle ja tarjoile kevätsipulilla ripottuna.

Sianlihalla täytetty kala

Tarjoilee 4

1 iso karppi tai vastaava kala

suola

100 g jauhettua (jauhettua) sianlihaa

1 kevätsipuli (sipuli), jauhettu

4 viipaletta inkiväärijuurta, jauhettu

15 ml/1 rkl maissijauhoa (maissitärkkelystä)

60 ml/4 rkl soijakastiketta

15 ml/1 rkl riisiviiniä tai kuivaa sherryä

5 ml/1 tl sokeria

75 ml/5 rkl maapähkinäöljyä

2 valkosipulinkynttä murskattuna

1 sipuli, viipaloitu

300 ml/¬Ω pt/1¬° kupillista vettä

Puhdista ja siivilöi kalat ja ripottele päälle suolaa. Sekoita porsaanliha, kevätsipuli, vähän inkivääriä, maissijauho, 15 ml/1 rkl soijakastiketta, viini tai sherry ja sokeri ja käytä kalan täytteeksi. Kuumenna öljy ja paista kalat molemmilta puolilta kevyesti ruskeiksi, poista se pannulta ja valuta suurin osa öljystä pois. Lisää valkosipuli ja jäljellä oleva inkivääri ja paista kevyesti ruskeiksi. Lisää jäljellä oleva soijakastike ja vesi, kiehauta ja keitä 2 minuuttia. Laita kala takaisin pannulle, peitä ja hauduta noin 30 minuuttia, kunnes kala on kypsää, käännä kerran tai kahdesti.

Haudutettua maustettua karppia

Tarjoilee 4

1 iso karppi tai vastaava kala

150 ml/¬° pt/antelias ¬Ω kuppi maapähkinäöljyä

15 ml/1 rkl sokeria

2 valkosipulinkynttä, hienonnettuna

100 g/4 unssia bambunversoja, viipaloitu

150 ml/¬° pt/runsas ¬Ω kuppi kalalientä

15 ml/1 rkl riisiviiniä tai kuivaa sherryä

15 ml/1 rkl soijakastiketta

2 kevätsipulia (sipulia), hienonnettuna

1 siivu inkiväärijuurta, hienonnettuna

15 ml/1 rkl viinietikkaa suolaa

Puhdista ja hilseile kala ja liota sitä useita tunteja kylmässä vedessä. Valuta ja taputtele kuivaksi ja viipaloi molemmin puolin useita kertoja. Kuumenna öljy ja paista kalat molemmin puolin kiinteäksi. Ota pois pannulta ja kaada pois ja varaa kaikki paitsi 30 ml/2 rkl öljyä. Lisää pannulle sokeri ja sekoita kunnes se tummuu. Lisää valkosipuli ja bambunversot ja sekoita hyvin. Lisää loput ainekset, kuumenna kiehuvaksi, laita kala takaisin pannulle, peitä ja hauduta hiljalleen noin 15 minuuttia, kunnes kala on kypsää.

Laita kala lämpimälle tarjoilulautaselle ja siivilöi kastike päälle.

Hapanimelä karppi

Tarjoilee 4

1 iso karppi tai vastaava kala

300 g/11 oz/¬œ kuppi maissijauhoa (maissitärkkelystä)

250 ml/8 fl oz/1 kuppi kasviöljyä

30 ml/2 rkl soijakastiketta

5 ml/1 tl suolaa

150 g/5 unssia/kasoitettu ¬Ω kuppi sokeria

75 ml/5 rkl viinietikkaa

15 ml/1 rkl riisiviiniä tai kuivaa sherryä

3 kevätsipulia (sipulia), hienonnettuna

1 siivu inkiväärijuurta, hienonnettuna

250 ml/8 fl oz/1 kuppi kiehuvaa vettä

Puhdista ja hilseile kala ja liota sitä useita tunteja kylmässä vedessä. Valuta ja taputtele kuivaksi ja viipaloi molemmin puolin useita kertoja. Varaa 30 ml/2 rkl maissijauhoa ja sekoita sitten vähitellen jäljellä olevaan maissijauhoon niin paljon vettä, että muodostuu jäykkä taikina. Levitä kalat taikinaan. Kuumenna öljy erittäin kuumaksi ja paista kalat rapeaksi ulkopuolelta, laske sitten lämpöä ja jatka paistamista, kunnes kala on kypsää. Sekoita sillä välin jäljellä oleva maissijauho, soijakastike, suola, sokeri, viinietikka,

viiniä tai sherryä, kevätsipulia ja inkivääriä. Kun kala on kypsää, siirrä se lämpimälle tarjoilulautaselle. Lisää kastike ja vesi öljyyn ja kuumenna kiehuvaksi sekoittaen hyvin, kunnes kastike paksuuntuu. Kaada kalan päälle ja tarjoa heti.

Mausteinen haudutettu porsaanliha

Tarjoilee 4

450 g/1 lb sianlihaa kuutioituna

suolaa ja pippuria

30 ml/2 rkl soijakastiketta

30 ml/2 rkl hoisin-kastiketta

45 ml/3 rkl maapähkinäöljyä

120 ml/4 fl oz/½ kuppi riisiviiniä tai kuivaa sherryä

300 ml/½ pt/1¼ kuppia kanalientä

5 ml/1 tl viiden mausteen jauhetta

6 kevätsipulia (sipulia), hienonnettuna

225 g/8 unssia osterisieniä, viipaloituina

15 ml/1 rkl maissijauhoa (maissitärkkelystä)

Mausta liha suolalla ja pippurilla. Laita kulhoon ja sekoita joukkoon soijakastike ja hoisin-kastike. Peitä ja anna marinoitua 1 tunti. Kuumenna öljy ja paista lihat kullanruskeiksi. Lisää viini tai sherry, liemi ja viiden mausteen jauhe, kiehauta, peitä ja hauduta 1 tunti. Lisää kevätsipulit ja sienet, poista kansi ja hauduta vielä 4 minuuttia. Sekoita maissijauho pieneen määrään vettä, kuumenna takaisin kiehuvaksi ja keitä sekoittaen 3 minuuttia, kunnes kastike sakenee.

Höyrytetyt sianlihapullat

Tekee 12

30 ml/2 rkl hoisin-kastiketta

15 ml/1 rkl osterikastiketta

15 ml/1 rkl soijakastiketta

2,5 ml/½ tl seesamiöljyä

30 ml/2 rkl maapähkinäöljyä

10 ml/2 tl raastettua inkiväärijuurta

1 valkosipulinkynsi murskattuna

300 ml/½ pt/1¼ kupillista vettä

15 ml/1 rkl maissijauhoa (maissitärkkelystä)

225 g/8 unssia keitettyä sianlihaa, hienonnettuna

4 kevätsipulia (sipulia), hienonnettuna

350 g/12 unssia/3 kuppia tavallisia (yleisiä) jauhoja

15 ml/1 rkl leivinjauhetta

2,5 ml/½ tl suolaa

50 g/2 unssia/½ kuppia laardia

5 ml/1 tl viinietikkaa

12 x 13 cm/5 rasvankestävissä paperiruuduissa

Sekoita hoisin-, osteri- ja soijakastikkeet ja seesamiöljy keskenään. Kuumenna öljy ja paista inkivääriä ja valkosipulia kevyesti ruskeiksi. Lisää kastike ja paista 2 minuuttia. Sekoita

120 ml/4 fl oz/½ kuppi vettä maissijauhoon ja sekoita se kattilaan. Kuumenna kiehuvaksi sekoittaen ja keitä, kunnes seos paksunee. Sekoita joukkoon sianliha ja sipulit ja anna jäähtyä.

Sekoita keskenään jauhot, leivinjauhe ja suola. Hiero ihraa, kunnes seos muistuttaa hienoja korppujauhoja. Sekoita viinietikka ja jäljellä oleva vesi ja sekoita se sitten jauhojen joukkoon kiinteäksi taikinaksi. Vaivaa kevyesti jauhotetulla alustalla, peitä ja anna seistä 20 minuuttia.

Vaivaa taikina uudelleen ja jaa se 12 osaan ja muotoile jokaisesta palloksi. Kauli jauhotetulla alustalla ympyröinä 15 cm/6:n kokoisiksi. Laita lusikalliset täytettä jokaisen ympyrän keskelle, sivele reunat vedellä ja purista reunat yhteen tiivistyäksesi täytteen ympärille. Voitele jokaisen rasvankestävän paperineliön toinen puoli öljyllä. Aseta kukin sämpylä neliön päälle saumapuoli alaspäin. Aseta pullat yhtenä kerroksena höyrytysritilälle kiehuvan veden päälle. Peitä pullat ja höyrytä noin 20 minuuttia, kunnes ne ovat kypsiä.

Porsaan kaalilla

Tarjoilee 4

6 kuivattua kiinalaista sientä

30 ml/2 rkl maapähkinäöljyä

450 g/1 lb sianlihaa suikaleiksi leikattuna

2 sipulia, viipaloituna

2 punaista paprikaa suikaleiksi leikattuna

350 g/12 unssia valkokaali, silputtu

2 valkosipulinkynttä, hienonnettuna

2 kpl varsi inkivääriä, hienonnettuna

30 ml/2 rkl hunajaa

45 ml/3 rkl soijakastiketta

120 ml/4 fl oz/½ kuppi kuivaa valkoviiniä

suolaa ja pippuria

10 ml/2 tl maissijauhoa (maissitärkkelystä)

15 ml/1 rkl vettä

Liota sieniä lämpimässä vedessä 30 minuuttia ja valuta. Hävitä varret ja viipaloi korkit. Kuumenna öljy ja paista porsaanlihaa kevyesti ruskeiksi. Lisää vihannekset, valkosipuli ja inkivääri ja paista sekoitellen 1 minuutti. Lisää hunaja, soijakastike ja viini, kiehauta, peitä ja hauduta 40 minuuttia, kunnes liha on kypsää. Mausta suolalla ja pippurilla. Sekoita maissijauho ja vesi keskenään ja sekoita pannulle. Kuumenna kiehuvaksi koko ajan sekoittaen ja keitä sitten 1 minuutti.

Sianliha kaalilla ja tomaateilla

Tarjoilee 4

30 ml/2 rkl maapähkinäöljyä

450 g/1 lb vähärasvaista sianlihaa, leikattu suikaleiksi

suolaa ja vastajauhettua pippuria

1 valkosipulinkynsi murskattuna

1 sipuli, hienonnettuna

½ kaalia silputtuna

450 g/1 lb tomaatteja kuorittuna ja neljäsiksi leikattuna

250 ml / 8 fl unssia / 1 kuppi

30 ml/2 rkl maissijauhoa (maissitärkkelystä)

15 ml/1 rkl soijakastiketta

60 ml/4 rkl vettä

Kuumenna öljy ja paista porsaanlihaa, suolaa, pippuria, valkosipulia ja sipulia kevyesti ruskeiksi. Lisää kaali, tomaatit ja liemi, kiehauta, peitä ja hauduta 10 minuuttia, kunnes kaali on juuri kypsää. Sekoita maissijauho, soijakastike ja vesi tahnaksi, sekoita pannulle ja keitä sekoittaen, kunnes kastike kirkastuu ja paksuuntuu.

Marinoitu porsaanliha kaalilla

Tarjoilee 4

350 g/12 unssia sianlihaa

2 kevätsipulia (sipulia), hienonnettuna

1 siivu inkiväärijuurta, jauhettu

1 puikko kanelia

3 neilikka tähtianista

45 ml/3 rkl ruskeaa sokeria

600 ml/1 pt/2½ kupillista vettä

15 ml/1 rkl maapähkinäöljyä

15 ml/1 rkl soijakastiketta

5 ml/1 tl tomaattipyreetä (tahnaa)

5 ml/1 tl osterikastiketta

100 g/4 oz kiinankaalin sydämiä

100 g/4 unssia pak choi

Leikkaa sianliha 10 cm/4 paloiksi ja laita kulhoon. Lisää kevätsipulit, inkivääri, kaneli, tähtianis, sokeri ja vesi ja anna seistä 40 minuuttia. Kuumenna öljy, nosta sianliha marinadista ja lisää pannulle. Paista kevyesti ruskeaksi ja lisää sitten soijakastike, tomaattipyree ja osterikastike. Kuumenna kiehuvaksi ja keitä noin 30 minuuttia, kunnes porsaanliha on kypsää ja neste on vähentynyt, lisää tarvittaessa hieman vettä kypsennyksen aikana.

Höyrytä sillä välin kaalin sydämet ja pak choi kiehuvan veden päällä noin 10 minuuttia, kunnes ne ovat kypsiä. Asettele ne lämmitetylle tarjoilulautaselle, ripottele päälle sianlihaa ja lusikata päälle kastiketta.

Sianliha sellerin kanssa

Tarjoilee 4

45 ml/3 rkl maapähkinäöljyä

1 valkosipulinkynsi murskattuna

1 kevätsipuli (sipuli), hienonnettuna

1 siivu inkiväärijuurta, jauhettu

225 g/8 unssia vähärasvaista sianlihaa, leikattu suikaleiksi

100 g/4 unssia selleriä ohuiksi viipaleina

45 ml/3 rkl soijakastiketta

15 ml/1 rkl riisiviiniä tai kuivaa sherryä

5 ml/1 tl maissijauhoa (maissitärkkelystä)

Kuumenna öljy ja paista valkosipulia, kevätsipulia ja inkivääriä kevyesti ruskeiksi. Lisää porsaanliha ja paista sekoitellen 10 minuuttia kullanruskeiksi. Lisää selleri ja paista sekoitellen 3 minuuttia. Lisää loput ainekset ja paista 3 minuuttia.

Sianlihaa kastanjoilla ja sienillä

Tarjoilee 4

4 kuivattua kiinalaista sientä

100 g/4 unssia/1 kuppi kastanjoita

30 ml/2 rkl maapähkinäöljyä

2,5 ml/½ tl suolaa

450 g/1 lb vähärasvaista sianlihaa, kuutioituna

15 ml/1 rkl soijakastiketta

375 ml/13 fl unssia/1½ kuppia kanalientä

100 g/4 unssia vesikastanjoita, viipaloituina

Liota sieniä lämpimässä vedessä 30 minuuttia ja valuta. Hävitä varret ja puolita korkit. Keitä kastanjoita kiehuvassa vedessä minuutin ajan ja valuta. Kuumenna öljy ja suola ja paista sitten porsaanlihaa kevyesti ruskeiksi. Lisää soijakastike ja paista sekoitellen 1 minuutti. Lisää liemi ja kuumenna kiehuvaksi. Lisää kastanjat ja vesikastanjat, kuumenna takaisin kiehuvaksi, peitä ja hauduta noin 1½ tuntia, kunnes liha on kypsää.

Porsaankyljys Suey

Tarjoilee 4

100 g/4 unssia suikaleiksi leikattuja bambunversoja

100 g/4 unssia vesikastanjoita ohuiksi viipaleina

60 ml/4 rkl maapähkinäöljyä

3 kevätsipulia (sipulia), hienonnettuna

2 valkosipulinkynttä murskattuna

1 siivu inkiväärijuurta, hienonnettuna

225 g/8 unssia vähärasvaista sianlihaa, leikattu suikaleiksi

45 ml/3 rkl soijakastiketta

15 ml/1 rkl riisiviiniä tai kuivaa sherryä

5 ml/1 tl suolaa

5 ml/1 tl sokeria

vastajauhettua pippuria

15 ml/1 rkl maissijauhoa (maissitärkkelystä)

Valuta bambunversoja ja kastanjoita kiehuvassa vedessä 2 minuuttia, valuta ja kuivaa. Kuumenna 45 ml/3 rkl öljyä ja paista kevätsipulia, valkosipulia ja inkivääriä kevyesti ruskeiksi. Lisää porsaanliha ja paista 4 minuuttia. Poista pannulta.

Kuumenna loput öljystä ja paista vihanneksia 3 minuuttia. Lisää porsaanliha, soijakastike, viini tai sherry, suola, sokeri ja ripaus pippuria ja paista sekoitellen 4 minuuttia. Sekoita maissijauhoon vähän vettä, sekoita pannulle ja keitä sekoittaen, kunnes kastike kirkastuu ja paksuuntuu.

Porsaan Chow Mein

Tarjoilee 4

4 kuivattua kiinalaista sientä

30 ml/2 rkl maapähkinäöljyä

2,5 ml/½ tl suolaa

4 kevätsipulia (sipulia), hienonnettuna

225 g/8 unssia vähärasvaista sianlihaa, leikattu suikaleiksi

15 ml/1 rkl soijakastiketta

5 ml/1 tl sokeria

3 sellerin vartta, hienonnettuna

1 sipuli, leikattu viipaleiksi

100 g sieniä puolitettuina

120 ml/4 fl unssia/½ kuppi kanalientä

pehmeäksi paistetut nuudelit

Liota sieniä lämpimässä vedessä 30 minuuttia ja valuta. Hävitä varret ja viipaloi korkit. Kuumenna öljy ja suola ja kuullota kevätsipulia pehmeiksi. Lisää porsaanliha ja paista kevyesti ruskeiksi. Sekoita joukkoon soijakastike, sokeri, selleri, sipuli ja sekä tuoreet että kuivatut sienet ja paista sekoitellen noin 4 minuuttia, kunnes ainekset ovat hyvin sekoittuneet. Lisää liemi ja keitä 3 minuuttia. Lisää puolet nuudelista pannulle ja sekoita varovasti, lisää loput nuudelit ja sekoita, kunnes ne ovat lämmenneet.

Paahdettua porsaan Chow Mein

Tarjoilee 4

100 g/4 oz pavunversoja
45 ml/3 rkl maapähkinäöljyä
100 g/4 unssia kiinankaalia, silputtuna
225 g/8 oz paahdettua porsaanlihaa, viipaloitu
5 ml/1 tl suolaa
15 ml/1 rkl riisiviiniä tai kuivaa sherryä

Keitä pavunversoja kiehuvassa vedessä 4 minuuttia ja valuta.
Kuumenna öljy ja paista pavunversoja ja kaalia sekoitellen,
kunnes ne ovat juuri pehmenneet. Lisää porsaanliha, suola ja
sherry ja paista, kunnes se on lämmennyt. Lisää puolet
valutetuista nuudeleista pannulle ja sekoita varovasti, kunnes ne
ovat lämmenneet. Lisää loput nuudelit ja sekoita, kunnes ne ovat
lämmenneet.

Porsaan chutneylla

Tarjoilee 4

5 ml/1 tl viiden mausteen jauhetta

5 ml/1 tl curryjauhetta

450 g/1 lb sianlihaa suikaleiksi leikattuna

30 ml/2 rkl maapähkinäöljyä

6 kevätsipulia (sipulia), leikattu suikaleiksi

1 tikku selleri, leikattu suikaleiksi

100 g/4 oz pavunversoja

1 x 200 g/7 oz purkki kiinalainen makea suolakurkku kuutioituna

45 ml/3 rkl mangochutneya

30 ml/2 rkl soijakastiketta

30 ml/2 rkl tomaattipyreetä (tahnaa)

150 ml / ¼ pt / runsas ½ kuppi kanalientä

10 ml/2 tl maissijauhoa (maissitärkkelystä)

Hiero mausteet hyvin sianlihaan. Kuumenna öljy ja paista lihaa 8 minuuttia tai kunnes se on kypsää. Poista pannulta. Lisää kasvikset pannulle ja paista sekoitellen 5 minuuttia. Palauta sianliha pannulle kaikki muut ainekset paitsi maissijauho.

Sekoita kunnes lämpenee. Sekoita maissijauho pieneen määrään vettä, sekoita pannulle ja keitä sekoitellen, kunnes kastike sakenee.

Sianlihaa kurkun kanssa

Tarjoilee 4

225 g/8 unssia vähärasvaista sianlihaa, leikattu suikaleiksi
30 ml/2 rkl tavallisia (yleisiä) jauhoja
suolaa ja vastajauhettua pippuria
60 ml/4 rkl maapähkinäöljyä
225 g/8 unssia kurkkua, kuorittu ja viipaloitu
30 ml/2 rkl soijakastiketta

Sekoita sianliha jauhojen joukkoon ja mausta suolalla ja pippurilla. Kuumenna öljy ja paista porsaanlihaa noin 5 minuuttia, kunnes se on kypsää. Lisää kurkku ja soijakastike ja paista sekoitellen vielä 4 minuuttia. Tarkista ja säädä mausteet ja tarjoile paistetun riisin kanssa.

Rapeat sianlihapaketit

Tarjoilee 4

4 kuivattua kiinalaista sientä

30 ml/2 rkl maapähkinäöljyä

225 g/8 oz porsaanfileetä, jauhettu (jauhettu)

50 g/2 unssia kuorittuja katkarapuja, hienonnettu

15 ml/1 rkl soijakastiketta

15 ml/1 rkl maissijauhoa (maissitärkkelystä)

30 ml/2 rkl vettä

8 kevätrullakäärettä

100 g/4 oz/1 kuppi maissijauhoa (maissitärkkelystä)

öljyä uppopaistamiseen

Liota sieniä lämpimässä vedessä 30 minuuttia ja valuta. Hävitä varret ja leikkaa korkit hienoksi. Kuumenna öljy ja paista sieniä, sianlihaa, katkarapuja ja soijakastiketta 2 minuuttia. Sekoita maissijauho ja vesi tahnaksi ja sekoita seokseen täytteen valmistamiseksi.

Leikkaa kääreet suikaleiksi, laita jokaisen päähän hieman täytettä ja rullaa kolmioiksi, tiivistä pienellä jauho- ja vesiseoksella. Pyöritä reilusti maissijauholla. Kuumenna öljy ja paista kolmiot rapeaksi ja kullanruskeiksi. Valuta hyvin ennen tarjoilua.

Porsaan munarullat

Tarjoilee 4

225 g/8 unssia vähärasvaista sianlihaa, silputtu

1 siivu inkiväärijuurta, jauhettu

1 kevätsipuli, hienonnettuna

15 ml/1 rkl soijakastiketta

15 ml/1 rkl vettä

12 munarullan nahkaa

1 muna, vatkattuna

öljyä uppopaistamiseen

Sekoita keskenään porsaanliha, inkivääri, sipuli, soijakastike ja vesi. Laita hieman täytettä jokaisen ihon keskelle ja voitele reunat vatkatulla munalla. Taita sivut sisään ja kierrä munarulla poispäin itsestäsi ja sulje reunat munalla. Höyrytä höyrykeittimessä ritilällä 30 minuuttia, kunnes porsaanliha on kypsää. Kuumenna öljy ja paista muutama minuutti rapeaksi ja kullanruskeaksi.

Porsaan ja katkaravun munarullat

Tarjoilee 4

30 ml/2 rkl maapähkinäöljyä

225 g/8 unssia vähärasvaista sianlihaa, silputtu

6 kevätsipulia (sipulia), hienonnettuna

225 g/8 oz pavunversoja

100 g/4 unssia kuorittuja katkarapuja, hienonnettu

15 ml/1 rkl soijakastiketta

2,5 ml/½ tl suolaa

12 munarullan nahkaa

1 muna, vatkattuna

öljyä uppopaistamiseen

Kuumenna öljy ja paista porsaanlihaa ja kevätsipulia kevyesti ruskeiksi. Sillä välin vaahdota pavunversoja kiehuvassa vedessä 2 minuuttia ja valuta. Lisää pavunversot pannulle ja paista sekoitellen 1 minuutti. Lisää katkaravut, soijakastike ja suola ja paista sekoitellen 2 minuuttia. Anna jäähtyä.

Laita hieman täytettä jokaisen ihon keskelle ja voitele reunat vatkatulla munalla. Taita sivut ja rullaa munarullat ja sulje reunat munalla. Kuumenna öljy ja paista munarullat rapeiksi ja kullanruskeiksi.

Haudutettua porsaanmunaa

Tarjoilee 4

450 g/1 lb vähärasvaista sianlihaa

30 ml/2 rkl maapähkinäöljyä

1 sipuli, hienonnettuna

90 ml/6 rkl soijakastiketta

45 ml/3 rkl riisiviiniä tai kuivaa sherryä

15 ml/1 rkl ruskeaa sokeria

3 kovaksi keitettyä (kovaksi keitettyä) munaa

Kuumenna kattila vettä kiehuvaksi, lisää sianliha, palauta kiehuvaksi ja keitä, kunnes se sulkeutuu. Poista kattilasta, valuta hyvin ja leikkaa kuutioiksi. Kuumenna öljy ja kuullota sipulia, kunnes se pehmenee. Lisää porsaanliha ja paista kevyesti ruskeaksi. Sekoita joukkoon soijakastike, viini tai sherry ja sokeri, peitä ja hauduta 30 minuuttia välillä sekoittaen. Viipaloi kananmunien ulkopinta hieman ja lisää ne pannulle, peitä ja hauduta vielä 30 minuuttia.

Tulinen sianliha

Tarjoilee 4

450 g/1 lb porsaanfileetä, leikattu suikaleiksi

30 ml/2 rkl soijakastiketta

30 ml/2 rkl hoisin-kastiketta

5 ml/1 tl viiden mausteen jauhetta

15 ml/1 rkl pippuria

15 ml/1 rkl ruskeaa sokeria

15 ml/1 rkl seesamiöljyä

30 ml/2 rkl maapähkinäöljyä

6 kevätsipulia (sipulia), hienonnettuna

1 vihreä paprika paloiksi leikattuna

200 g/7 oz pavunversoja

2 viipaletta ananasta, kuutioituna

45 ml/3 rkl tomaattiketsuppia (catsup)

150 ml / ¼ pt / runsas ½ kuppi kanalientä

Laita liha kulhoon. Sekoita soijakastike, hoisin-kastike, viiden
mausteen jauhe, pippuri ja sokeri, kaada lihan päälle ja anna

marinoitua 1 tunti. Kuumenna öljyt ja paista liha sekoitellen kullanruskeaksi. Poista pannulta. Lisää kasvikset ja paista 2 minuuttia. Lisää ananas, tomaattiketsuppi ja liemi ja kuumenna kiehuvaksi. Nosta liha takaisin pannulle ja kuumenna ennen tarjoilua.

Friteerattua porsaanfileetä

Tarjoilee 4

350 g/12 unssia porsaanfileetä, kuutioituna
15 ml/1 rkl riisiviiniä tai kuivaa sherryä
15 ml/1 rkl soijakastiketta
5 ml/1 tl seesamiöljyä
30 ml/2 rkl maissijauhoa (maissitärkkelystä)
öljyä uppopaistamiseen

Sekoita porsaanliha, viini tai sherry, soijakastike, seesamiöljy ja maissijauho keskenään niin, että porsaanliha peittyy paksulla taikinalla. Kuumenna öljy ja paista porsaanlihaa noin 3 minuuttia rapeaksi. Ota sianliha pannulta, lämmitä öljy uudelleen ja paista uudelleen noin 3 minuuttia.

Viiden mausteen porsaanliha

Tarjoilee 4

225 g/8 unssia vähärasvaista sianlihaa

5 ml/1 tl maissijauhoa (maissitärkkelystä)

2,5 ml/½ tl viiden mausteen jauhetta

2,5 ml/½ tl suolaa

15 ml/1 rkl riisiviiniä tai kuivaa sherryä

20 ml/2 rkl maapähkinäöljyä

120 ml/4 fl unssia/½ kuppi kanalientä

Viipaloi sianliha ohuiksi jyviä vasten. Sekoita sianliha maissijauhoon, viiden mausteen jauheeseen, suolaan ja viiniin tai sherryyn ja sekoita hyvin sianlihan päällystämiseksi. Anna seistä 30 minuuttia välillä sekoittaen. Kuumenna öljy, lisää porsaanliha ja paista noin 3 minuuttia. Lisää liemi, kiehauta, peitä ja keitä 3 minuuttia. Tarjoile heti.

Haudutettua tuoksuvaa porsaanlihaa

Tarjoilut 6-8

1 kpl mandariinin kuorta

45 ml/3 rkl maapähkinäöljyä

900 g/2 lb vähärasvaista sianlihaa, kuutioituna

250 ml/8 fl oz/1 kuppi riisiviiniä tai kuivaa sherryä

120 ml/4 fl oz/½ kuppi soijakastiketta

2,5 ml/½ tl anisjauhetta

½ kanelitanko

4 neilikkaa

5 ml/1 tl suolaa

250 ml / 8 fl unssia / 1 kuppi vettä

2 kevätsipulia (sipulia), viipaloituna

1 siivu inkiväärijuurta, hienonnettuna

Liota mandariinin kuorta vedessä, kun valmistat ruokaa.
Kuumenna öljy ja paista porsaanlihaa kevyesti ruskeiksi. Lisää
viini tai sherry, soijakastike, anisjauhe, kaneli, neilikka, suola ja
vesi. Kuumenna kiehuvaksi, lisää mandariinin kuori, kevätsipuli
ja inkivääri. Peitä ja hauduta noin 1½ tuntia, kunnes se on kypsä,
välillä sekoittaen ja lisää tarvittaessa hieman kiehuvaa vettä.
Poista mausteet ennen tarjoilua.

Porsaan jauhetulla valkosipulilla

Tarjoilee 4

450 g/1 lb sianlihan vatsa, nyljetty

3 viipaletta inkiväärijuurta

2 kevätsipulia (sipulia), hienonnettuna

30 ml/2 rkl jauhettua valkosipulia

30 ml/2 rkl soijakastiketta

5 ml/1 tl suolaa

15 ml/1 rkl kanalientä

2,5 ml/½ tl chiliöljyä

4 oksaa korianteria

Laita sianliha pannulle inkiväärien ja kevätsipulien kanssa, peitä vedellä, kuumenna kiehuvaksi ja keitä 30 minuuttia, kunnes se on kypsää. Poista ja valuta hyvin, leikkaa sitten ohuiksi, noin 5 cm/2 neliömäisiksi viipaleiksi. Asettele viipaleet metalliseen siivilään. Kuumenna vesi kiehuvaksi, lisää sianlihaviipaleet ja keitä 3 minuuttia, kunnes ne ovat lämmenneet. Asettele lämmitetylle tarjoilulautaselle. Sekoita keskenään valkosipuli, soijakastike, suola, liemi ja chiliöljy ja lusikkaa porsaan päälle. Tarjoile korianterilla koristeltuna.

Paistettua porsaan inkiväärillä

Tarjoilee 4

225 g/8 unssia vähärasvaista sianlihaa

5 ml/1 tl maissijauhoa (maissitärkkelystä)

30 ml/2 rkl soijakastiketta

30 ml/2 rkl maapähkinäöljyä

1 siivu inkiväärijuurta, jauhettu

1 kevätsipuli (sipuli), viipaloituna

45 ml/3 rkl vettä

5 ml/1 tl ruskeaa sokeria

Viipaloi sianliha ohuiksi jyviä vasten. Ripottele joukkoon maissijauhoja, ripottele sitten soijakastiketta ja sekoita uudelleen. Kuumenna öljy ja paista porsaanlihaa 2 minuuttia, kunnes se on tiivis. Lisää inkivääri ja kevätsipuli ja paista 1 minuutti. Lisää vesi ja sokeri, peitä ja hauduta noin 5 minuuttia, kunnes ne ovat kypsiä.

Sianliha vihreillä papuilla

Tarjoilee 4

450 g/1 lb vihreitä papuja paloiksi leikattuna

30 ml/2 rkl maapähkinäöljyä

2,5 ml/½ tl suolaa

1 siivu inkiväärijuurta, jauhettu

225 g/8 unssia vähärasvaista sianlihaa, jauhettu (jauhettu)

120 ml/4 fl unssia/½ kuppi kanalientä

75 ml/5 rkl vettä

2 munaa

15 ml/1 rkl maissijauhoa (maissitärkkelystä)

Keitä pavut noin 2 minuuttia ja valuta. Kuumenna öljy ja paista suolaa ja inkivääriä muutama sekunti. Lisää porsaanliha ja paista kevyesti ruskeaksi. Lisää pavut ja paista sekoittaen 30 sekuntia öljyllä peitellen. Sekoita liemi, kiehauta, peitä ja keitä 2 minuuttia. Vatkaa munat 30 ml/2 rkl vettä ja sekoita ne pannulle. Sekoita jäljellä oleva vesi maissijauhoon. Kun munat alkavat kovettua, sekoita joukkoon maissijauho ja keitä, kunnes seos paksunee. Tarjoile heti.

Porsaan kinkkua ja tofua

Tarjoilee 4

4 kuivattua kiinalaista sientä

5 ml/1 tl maapähkinäöljyä

100 g savustettua kinkkua, viipaloitu

225 g/8 unssia tofua, viipaloitu

225 g/8 unssia vähärasvaista sianlihaa, viipaloitu

15 ml/1 rkl riisiviiniä tai kuivaa sherryä

suolaa ja vastajauhettua pippuria

1 siivu inkiväärijuurta, hienonnettuna

1 kevätsipuli (sipuli), hienonnettuna

10 ml/2 tl maissijauhoa (maissitärkkelystä)

30 ml/2 rkl vettä

Liota sieniä lämpimässä vedessä 30 minuuttia ja valuta. Hävitä varret ja puolita korkit. Hiero lämmönkestävää kulhoa maapähkinäöljyllä. Asettele sienet, kinkku, tofu ja sianliha kerroksittain vuokaan, sianliha päälle. Ripottele päälle viiniä tai sherryä, suolaa ja pippuria, inkivääriä ja kevätsipulia. Peitä ja höyrytä ritilällä kiehuvan veden päällä noin 45 minuuttia, kunnes ne ovat kypsiä. Valuta kastike kulhosta sekoittamatta aineksia. Lisää vettä niin paljon, että saat 250 ml/8 fl oz/1 kuppi. Sekoita maissijauho ja vesi keskenään ja sekoita kastikkeeseen. Kaada kulhoon ja keitä sekoittaen, kunnes kastike kirkastuu ja paksuuntuu. Kumoa sianlihaseos lämpimälle tarjoilulautaselle, kaada päälle kastike ja tarjoile.

Paistettua porsaan kebabia

Tarjoilee 4

450 g/1 lb porsaanfileetä ohuiksi viipaleina

100 g/4 unssia keitettyä kinkkua ohuiksi viipaleina

6 vesikastanjaa ohuiksi viipaleina

30 ml/2 rkl soijakastiketta

30 ml/2 rkl viinietikkaa

15 ml/1 rkl ruskeaa sokeria

15 ml/1 rkl osterikastiketta

muutama tippa chiliöljyä

45 ml/3 rkl maissijauhoa (maissitärkkelystä)

30 ml/2 rkl riisiviiniä tai kuivaa sherryä

2 munaa, vatkattuna

öljyä uppopaistamiseen

Pujota porsaanliha, kinkku ja vesikastanjat vuorotellen pieniin vartaisiin. Sekoita keskenään soijakastike, viinietikka, sokeri, osterikastike ja chiliöljy. Kaada kebabien päälle, peitä ja anna marinoitua jääkaapissa 3 tuntia. Sekoita maissijauho, viini tai sherry ja munat tasaiseksi, paksuksi taikinaksi. Kääntele kebabit taikinaan peittämään ne. Kuumenna öljy ja paista kebabit vaalean kullanruskeiksi.

Haudutettua sianlihaa punakastikkeessa

Tarjoilee 4

1 iso rystys sianlihaa

1 l/1½ pts/4¼ kuppia kiehuvaa vettä

5 ml/1 tl suolaa

120 ml/4 fl oz/½ kuppi viinietikkaa

120 ml/4 fl oz/½ kuppi soijakastiketta

45 ml/3 rkl hunajaa

5 ml/1 tl katajanmarjoja

5 ml/1 tl anista

5 ml/1 tl korianteria

60 ml/4 rkl maapähkinäöljyä

6 kevätsipulia (sipulia), viipaloituna

2 porkkanaa ohuiksi viipaleina

1 tikku selleri, viipaloitu

45 ml/3 rkl hoisin-kastiketta

30 ml/2 rkl mangochutneya

75 ml/5 rkl tomaattipyreetä (tahnaa)

1 valkosipulinkynsi murskattuna

60 ml/4 rkl hienonnettua ruohosipulia

Kuumenna rystys kiehuvaksi veden, suolan, viinietikan, 45 ml/3 rkl soijakastikkeen, hunajan ja mausteiden kanssa. Lisää vihannekset, kuumenna takaisin kiehuvaksi, peitä ja hauduta noin 1½ tuntia, kunnes liha on kypsää. Ota liha ja vihannekset pois pannulta, leikkaa liha luusta ja kuutioi. Kuumenna öljy ja paista liha kullanruskeaksi. Lisää kasvikset ja paista 5 minuuttia. Lisää jäljellä oleva soijakastike, hoisin-kastike, chutney, tomaattipyree ja valkosipuli. Kuumenna kiehuvaksi sekoittaen ja keitä sitten 3 minuuttia. Tarjoile ruohosipulilla ripottuna.

Marinoitu porsaanliha

Tarjoilee 4

450 g/1 lb vähärasvaista sianlihaa

1 siivu inkiväärijuurta, jauhettu

1 valkosipulinkynsi murskattuna

90 ml/6 rkl soijakastiketta

15 ml/1 rkl riisiviiniä tai kuivaa sherryä

45 ml/3 rkl maapähkinäöljyä

1 kevätsipuli (sipuli), viipaloituna

15 ml/1 rkl ruskeaa sokeria

vastajauhettua pippuria

Sekoita sianliha inkivääriin, valkosipuliin, 30 ml/2 rkl soijakastikkeeseen ja viiniin tai sherryyn. Anna seistä 30 minuuttia välillä sekoittaen ja nosta sitten liha marinadista. Kuumenna öljy ja paista porsaanlihaa kevyesti ruskeiksi. Lisää kevätsipuli, sokeri, jäljellä oleva soijakastike ja ripaus pippuria, peitä ja hauduta noin 45 minuuttia, kunnes porsaanliha on kypsää. Leikkaa sianliha kuutioiksi ja tarjoile.

Marinoidut porsaankyljykset

Tarjoaa 6

6 porsaankyljystä

1 siivu inkiväärijuurta, jauhettu

1 valkosipulinkynsi murskattuna

90 ml/6 rkl soijakastiketta

30 ml/2 rkl riisiviiniä tai kuivaa sherryä

45 ml/3 rkl maapähkinäöljyä

2 kevätsipulia (sipulia), hienonnettuna

15 ml/1 rkl ruskeaa sokeria

vastajauhettua pippuria

Leikkaa porsaankyljystä luu ja leikkaa liha kuutioiksi. Sekoita inkivääri, valkosipuli, 30 ml/2 rkl soijakastiketta ja viini tai sherry, kaada sianlihan päälle ja anna marinoitua 30 minuuttia välillä sekoittaen. Poista liha marinadista. Kuumenna öljy ja paista porsaanlihaa kevyesti ruskeiksi. Lisää kevätsipulit ja paista 1 minuutti. Sekoita jäljellä oleva soijakastike sokerin ja ripaus pippurin kanssa. Sekoita kastikkeeseen, kiehauta, peitä ja hauduta noin 30 minuuttia, kunnes porsaanliha on kypsää.

Sianlihaa sienillä

Tarjoilee 4

25 g/1 unssi kuivattuja kiinalaisia sieniä

30 ml/2 rkl maapähkinäöljyä

1 valkosipulinkynsi, hienonnettuna

225 g/8 unssia vähärasvaista sianlihaa suikaleiksi leikattuna

4 kevätsipulia (sipulia), hienonnettuna

15 ml/1 rkl soijakastiketta

15 ml/1 rkl riisiviiniä tai kuivaa sherryä

5 ml/1 tl seesamiöljyä

Liota sieniä lämpimässä vedessä 30 minuuttia ja valuta. Hävitä varret ja viipaloi korkit. Kuumenna öljy ja paista valkosipulia kevyesti ruskeiksi. Lisää porsaanliha ja paista ruskeaksi. Sekoita joukkoon kevätsipulit, sienet, soijakastike ja viini tai sherry ja paista 3 minuuttia. Sekoita joukkoon seesamiöljy ja tarjoa heti.

Höyrytetty lihakakku

Tarjoilee 4

450 g/1 lb jauhettua (jauhettua) sianlihaa

4 vesikastanjaa, hienonnettuna

225 g/8 unssia sieniä hienonnettuna

5 ml/1 tl soijakastiketta

suolaa ja vastajauhettua pippuria

1 muna, kevyesti vatkattuna

Sekoita kaikki ainekset hyvin keskenään ja muotoile seoksesta tasainen piirakka uuninkestävällä pellillä. Laita lautanen ritilälle höyrystimeen, peitä ja höyrystä 1½ tuntia.

Punaiseksi kypsennetty sianliha sienillä

Tarjoilee 4

450 g/1 lb vähärasvaista sianlihaa, kuutioituna

250 ml / 8 fl unssia / 1 kuppi vettä

15 ml/1 rkl soijakastiketta

15 ml/1 rkl riisiviiniä tai kuivaa sherryä

5 ml/1 tl sokeria

5 ml/1 tl suolaa

225 g/8 unssia herkkusieniä

Laita sianliha ja vesi kattilaan ja kiehauta vesi. Peitä ja anna kiehua 30 minuuttia ja valuta ja varaa liemi. Nosta sianliha takaisin pannulle ja lisää soijakastike. Hauduta miedolla lämmöllä sekoittaen, kunnes soijakastike on imeytynyt. Sekoita joukkoon viini tai sherry, sokeri ja suola. Kaada joukkoon varattu liemi, kuumenna kiehuvaksi, peitä ja hauduta noin 30 minuuttia välillä kääntäen lihaa. Lisää sienet ja hauduta vielä 20 minuuttia.

Sianliha nuudelipannukakun kera

Tarjoilee 4

30 ml/2 rkl maapähkinäöljyä

5 ml/2 tl suolaa

225 g/8 unssia vähärasvaista sianlihaa, leikattu suikaleiksi

225 g/8 unssia kiinankaalia, silputtuna

100 g/4 unssia bambunversoja, silputtu

100 g/4 unssia sieniä ohuiksi viipaleina

150 ml / ¼ pt / runsas ½ kuppi kanalientä

10 ml/2 tl maissijauhoa (maissitärkkelystä)

15 ml/1 rkl riisiviiniä tai kuivaa sherryä

15 ml/1 rkl vettä

nuudelipannukakku

Kuumenna öljy ja paista suolaa ja sianlihaa kevyesti värillisiksi. Lisää kaali, bambunversot ja sienet ja paista sekoitellen 1 minuutti. Lisää liemi, kiehauta, peitä ja hauduta 4 minuuttia, kunnes porsaanliha on kypsää. Sekoita maissijauho tahnaksi viinin tai sherryn ja veden kanssa, sekoita pannulle ja keitä sekoittaen, kunnes kastike kirkastuu ja paksuuntuu. Kaada nuudelipannukakun päälle tarjoilua varten.

Sianlihaa ja katkarapuja nuudelipannukakun kera

Tarjoilee 4

30 ml/2 rkl maapähkinäöljyä

5 ml/1 tl suolaa

4 kevätsipulia (sipulia), hienonnettuna

1 valkosipulinkynsi murskattuna

225 g/8 unssia vähärasvaista sianlihaa, leikattu suikaleiksi

100 g/4 unssia sieniä, viipaloituina

4 sellerin vartta, viipaloitu

225 g/8 unssia kuorittuja katkarapuja

30 ml/2 rkl soijakastiketta

10 ml/1 tl maissijauhoa (maissitärkkelystä)

45 ml/3 rkl vettä

nuudelipannukakku

Kuumenna öljy ja suola ja kuullota kevätsipulia ja valkosipulia pehmeiksi. Lisää porsaanliha ja paista kevyesti ruskeaksi. Lisää sienet ja selleri ja paista 2 minuuttia. Lisää katkaravut, ripottele päälle soijakastiketta ja sekoita, kunnes ne ovat lämmenneet. Sekoita maissijauho ja vesi tahnaksi, sekoita pannulle ja keitä sekoitellen kuumaksi. Kaada nuudelipannukakun päälle tarjoilua varten.

Sianlihaa osterikastikkeella

Tarjoilut 4-6

450 g/1 lb vähärasvaista sianlihaa

15 ml/1 rkl maissijauhoa (maissitärkkelystä)

10 ml/2 tl riisiviiniä tai kuivaa sherryä

ripaus sokeria

45 ml/3 rkl maapähkinäöljyä

10 ml/2 tl vettä

30 ml/2 rkl osterikastiketta

vastajauhettua pippuria

1 siivu inkiväärijuurta, jauhettu

60 ml/4 rkl kanalientä

Viipaloi sianliha ohuiksi jyviä vasten. Sekoita 5 ml/1 tl maissijauhoa viinin tai sherryn, sokerin ja 5 ml/1 tl öljyn kanssa, lisää sianlihaan ja sekoita hyvin peittyä. Sekoita loput maissijauhoista veteen, osterikastikkeeseen ja ripaus pippuria. Kuumenna loppu öljy ja paista inkivääriä 1 minuutti. Lisää porsaanliha ja paista kevyesti ruskeaksi. Lisää liemi ja vesi-osterikastike, kiehauta, peitä ja hauduta 3 minuuttia.

Sianlihaa pähkinöillä

Tarjoilee 4

450 g/1 lb vähärasvaista sianlihaa, kuutioituna

15 ml/1 rkl maissijauhoa (maissitärkkelystä)

5 ml/1 tl suolaa

1 munanvalkuainen

3 kevätsipulia (sipulia), hienonnettuna

1 valkosipulinkynsi, hienonnettuna

1 siivu inkiväärijuurta, hienonnettuna

45 ml/3 rkl kanalientä

15 ml/1 rkl riisiviiniä tai kuivaa sherryä

15 ml/1 rkl soijakastiketta

10 ml/2 tl musta siirappi

45 ml/3 rkl maapähkinäöljyä

½ kurkkua, kuutioituna

25 g/1 unssi/¼ kuppi kuorittuja maapähkinöitä

5 ml/1 tl chiliöljyä

Sekoita porsaan puolet maissijauhosta, suolasta ja munanvalkuaisesta ja sekoita hyvin, jotta sianliha peittyy. Sekoita loput maissijauhoista kevätsipulit, valkosipuli, inkivääri, liemi, viini tai sherry, soijakastike ja siirappi. Kuumenna öljy ja paista porsaanlihaa kevyesti ruskeaksi ja poista se sitten pannulta. Lisää kurkku pannulle ja paista sekoitellen muutama minuutti. Nosta sianliha takaisin pannulle ja sekoita kevyesti. Sekoita mausteseos, kuumenna kiehuvaksi ja keitä sekoittaen, kunnes kastike kirkastuu ja paksuuntuu. Sekoita joukkoon pähkinät ja chiliöljy ja lämmitä ennen tarjoilua.

Porsaan paprikalla

Tarjoilee 4

45 ml/3 rkl maapähkinäöljyä

225 g/8 unssia vähärasvaista sianlihaa, kuutioituna

1 sipuli kuutioituna

2 vihreää paprikaa kuutioituna

½ päätä kiinalaisia lehtiä kuutioituna

1 siivu inkiväärijuurta, jauhettu

15 ml/1 rkl soijakastiketta

15 ml/1 rkl sokeria

2,5 ml/½ tl suolaa

Kuumenna öljy ja paista porsaanlihaa noin 4 minuuttia kullanruskeiksi. Lisää sipuli ja kuullota noin 1 minuutti. Lisää paprikat ja paista sekoitellen 1 minuutti. Lisää kiinalaiset lehdet ja paista sekoitellen 1 minuutti. Sekoita loput ainekset keskenään, sekoita ne pannulle ja paista sekoitellen vielä 2 minuuttia.

Mausteinen porsaan suolakurkku

Tarjoilee 4

900 g/2 lb porsaankyljyksiä

30 ml/2 rkl maissijauhoa (maissitärkkelystä)

45 ml/3 rkl soijakastiketta

30 ml/2 rkl makeaa sherryä

5 ml/1 tl raastettua inkiväärijuurta

2,5 ml/½ tl viiden mausteen jauhetta

ripaus vastajauhettua pippuria

öljyä uppopaistamiseen

60 ml/4 rkl kanalientä

Kiinalaiset suolakurkkuvihannekset

Leikkaa kyljykset, poista kaikki rasva ja luut. Sekoita keskenään maissijauho, 30 ml/2 rkl soijakastiketta, sherry, inkivääri, viiden mausteen jauhe ja pippuri. Kaada sianlihan päälle ja sekoita niin, että se peittyy kokonaan. Peitä ja anna marinoitua 2 tuntia välillä käännellen. Kuumenna öljy ja paista sianliha kullanruskeaksi ja kypsäksi. Valuta talouspaperin päälle. Leikkaa sianliha paksuiksi viipaleiksi, siirrä lämpimään tarjoiluvuokaan ja pidä lämpimänä. Sekoita liemi ja jäljellä oleva soijakastike keskenään pienessä kattilassa. Kuumenna kiehuvaksi ja kaada porsaanlihan päälle. Tarjoile suolakurkkusekoituksella koristeltuna.

Sianlihaa luumukastikkeella

Tarjoilee 4

450 g/1 lb haudutettua porsaanlihaa kuutioituna

2 valkosipulinkynttä murskattuna

suola

60 ml/4 rkl tomaattiketsuppia (catsup)

30 ml/2 rkl soijakastiketta

45 ml/3 rkl luumukastiketta

5 ml/1 tl curryjauhetta

5 ml/1 tl paprikaa

2,5 ml/½ tl vastajauhettua pippuria

45 ml/3 rkl maapähkinäöljyä

6 kevätsipulia (sipulia), leikattu suikaleiksi

4 porkkanaa suikaleiksi leikattuna

Marinoi lihaa valkosipulin, suolan, tomaattiketsuppin, soijakastikkeen, luumukastikkeen, curryjauheen, paprikan ja pippurin kanssa 30 minuuttia. Kuumenna öljy ja paista liha kevyesti ruskeaksi. Ota pois wokista. Lisää kasvikset öljyyn ja paista kypsiksi. Nosta liha takaisin pannulle ja lämmitä varovasti ennen tarjoilua.

Sianliha katkaravuilla

Tarjoilut 6-8

900 g/2 lb vähärasvaista sianlihaa

30 ml/2 rkl maapähkinäöljyä

1 sipuli, viipaloitu

1 kevätsipuli (sipuli), hienonnettuna

2 valkosipulinkynttä murskattuna

30 ml/2 rkl soijakastiketta

50 g/2 unssia kuorittuja katkarapuja, jauhettu

(maa)

600 ml/1 pt/2½ kuppia kiehuvaa vettä

15 ml/1 rkl sokeria

Kuumenna kattila vettä kiehuvaksi, lisää porsaanliha, peitä ja hauduta 10 minuuttia. Ota pois pannulta ja valuta hyvin ja leikkaa kuutioiksi. Kuumenna öljy ja paista sipulia, kevätsipulia ja valkosipulia kevyesti ruskeiksi. Lisää porsaanliha ja paista kevyesti ruskeiksi. Lisää soijakastike ja katkaravut ja paista sekoitellen 1 minuutti. Lisää kiehuva vesi ja sokeri, peitä ja hauduta noin 40 minuuttia, kunnes porsaanliha on kypsää.

Punaiseksi kypsennetty sianliha

Tarjoilee 4

675 g/1½ lb vähärasvaista sianlihaa kuutioituna

250 ml / 8 fl unssia / 1 kuppi vettä

1 siivu inkiväärijuurta murskattuna

60 ml/4 rkl soijakastiketta

15 ml/1 rkl riisiviiniä tai kuivaa sherryä

5 ml/1 tl suolaa

10 ml/2 tl ruskeaa sokeria

Laita sianliha ja vesi kattilaan ja kiehauta vesi. Lisää inkivääri, soijakastike, sherry ja suola, peitä ja hauduta 45 minuuttia. Lisää sokeri, käännä liha ympäri, peitä ja hauduta vielä 45 minuuttia, kunnes porsaanliha on kypsää.

Porsaan punaisessa kastikkeessa

Tarjoilee 4

30 ml/2 rkl maapähkinäöljyä

225 g/8 unssia porsaan munuaisia suikaleiksi leikattuna

450 g/1 lb sianlihaa suikaleiksi leikattuna

1 sipuli, viipaloitu

4 kevätsipulia (sipulia), leikattu suikaleiksi

2 porkkanaa, leikattu nauhoiksi

1 tikku selleri, leikattu suikaleiksi

1 punainen paprika suikaleiksi leikattuna

45 ml/3 rkl soijakastiketta

45 ml/3 rkl kuivaa valkoviiniä

300 ml/½ pt/1¼ kuppia kanalientä

30 ml/2 rkl luumukastiketta

30 ml/2 rkl viinietikkaa

5 ml/1 tl viiden mausteen jauhetta

5 ml/1 tl ruskeaa sokeria

15 ml/1 rkl maissijauhoa (maissitärkkelystä)

15 ml/1 rkl vettä

Kuumenna öljy ja paista munuaisia 2 minuuttia ja ota ne pois pannulta. Kuumenna öljy uudelleen ja paista porsaanlihaa kevyesti ruskeiksi. Lisää kasvikset ja paista 3 minuuttia. Lisää soijakastike, viini, liemi, luumukastike, viinietikka, viiden mausteen jauhe ja sokeri, kiehauta, peitä ja hauduta 30 minuuttia, kunnes ne ovat kypsiä. Lisää munuaiset. Sekoita maissijauho ja vesi keskenään ja sekoita kattilaan. Kuumenna kiehuvaksi ja keitä sitten sekoittaen, kunnes kastike sakenee.

Sianliha riisinuudeleilla

Tarjoilee 4

4 kuivattua kiinalaista sientä

100 g/4 oz riisinuudeleita

225 g/8 unssia vähärasvaista sianlihaa, leikattu suikaleiksi

15 ml/1 rkl maissijauhoa (maissitärkkelystä)

15 ml/1 rkl soijakastiketta

15 ml/1 rkl riisiviiniä tai kuivaa sherryä

45 ml/3 rkl maapähkinäöljyä

2,5 ml/½ tl suolaa

1 siivu inkiväärijuurta, jauhettu

2 sellerin vartta, hienonnettuna

120 ml/4 fl unssia/½ kuppi kanalientä

2 kevätsipulia (sipulia), viipaloituna

Liota sieniä lämpimässä vedessä 30 minuuttia ja valuta. Hävitä ja varret ja viipaloi korkit. Liota nuudelit lämpimässä vedessä 30 minuuttia, valuta ja leikkaa 5 cm:n paloiksi. Laita sianliha kulhoon. Sekoita keskenään maissijauho, soijakastike ja viini tai sherry, kaada sianlihan päälle ja sekoita peitoksi. Kuumenna öljy ja paista suolaa ja inkivääriä muutama sekunti. Lisää porsaanliha ja paista kevyesti ruskeaksi. Lisää sienet ja selleri ja paista 1 minuutti. Lisää liemi, kiehauta, peitä ja keitä 2 minuuttia. Lisää ja nuudelit ja kuumenna 2 minuuttia. Sekoita joukkoon kevätsipuli ja tarjoa heti.

Rikkaat sianlihapallot

Tarjoilee 4

450 g/1 lb jauhettua (jauhettua) sianlihaa
100 g/4 unssia tofua, muussattu
4 vesikastanjaa, hienonnettuna
suolaa ja vastajauhettua pippuria
120 ml/4 fl oz/½ kuppi maapähkinäöljyä
1 siivu inkiväärijuurta, jauhettu
600 ml/1 pt/2½ kuppia kanalientä
15 ml/1 rkl soijakastiketta
5 ml/1 tl ruskeaa sokeria
5 ml/1 tl riisiviiniä tai kuivaa sherryä

Sekoita porsaanliha, tofu ja kastanjat ja mausta suolalla ja pippurilla. Muotoile suuria palloja. Kuumenna öljy ja paista porsaanpallot kullanruskeiksi joka puolelta ja poista sitten pannulta. Valuta pois kaikki paitsi 15 ml/1 rkl öljystä ja lisää inkivääri, liemi, soijakastike, sokeri ja viini tai sherry. Palauta sianlihapallot pannulle, kuumenna kiehuvaksi ja keitä hiljalleen 20 minuuttia, kunnes ne ovat kypsiä.

Paahdetut porsaankyljykset

Tarjoilee 4

4 porsaankyljystä

75 ml/5 rkl soijakastiketta

öljyä uppopaistamiseen

100 g/4 oz selleritangot

3 kevätsipulia (sipulia), hienonnettuna

1 siivu inkiväärijuurta, hienonnettuna

15 ml/1 rkl riisiviiniä tai kuivaa sherryä

120 ml/4 fl unssia/½ kuppi kanalientä

suolaa ja vastajauhettua pippuria

5 ml/1 tl seesamiöljyä

Upota porsaankyljykset soijakastikkeeseen, kunnes ne ovat hyvin peittyneet. Kuumenna öljy ja paista kyljykset kullanruskeiksi.

Poista ja valuta hyvin. Asettele selleri matalan uunivuoan pohjalle. Ripottele päälle kevätsipulia ja inkivääriä ja laita porsaankyljykset päälle. Kaada päälle viini tai sherry ja liemi ja mausta suolalla ja pippurilla. Ripottele päälle seesamiöljyä. Paista esilämmitetyssä uunissa 200°C/400°C/kaasumerkki 6 15 minuuttia.

Maustettu porsaanliha

Tarjoilee 4

1 kurkku, kuutioina

suola

450 g/1 lb vähärasvaista sianlihaa, kuutioituna

5 ml/1 tl suolaa

45 ml/3 rkl soijakastiketta

30 ml/2 rkl riisiviiniä tai kuivaa sherryä

30 ml/2 rkl maissijauhoa (maissitärkkelystä)

15 ml/1 rkl ruskeaa sokeria

60 ml/4 rkl maapähkinäöljyä

1 siivu inkiväärijuurta, hienonnettuna

1 valkosipulinkynsi, hienonnettuna

1 punainen chili paprika siemenet ja hienonnettu

60 ml/4 rkl kanalientä

Ripottele kurkku suolalla ja jätä sivuun. Sekoita keskenään sianliha, suola, 15 ml/1 rkl soijakastiketta, 15 ml/1 rkl viiniä tai sherryä, 15 ml/1 rkl maissijauhoa, ruskea sokeri ja 15 ml/1 rkl öljyä. Anna seistä 30 minuuttia ja nosta sitten liha marinadista. Kuumenna loput öljystä ja paista porsaanlihaa kevyesti ruskeiksi. Lisää inkivääri, valkosipuli ja chili ja paista sekoitellen 2 minuuttia. Lisää kurkku ja paista 2 minuuttia. Sekoita lientä ja jäljellä oleva soijakastike, viini tai sherry ja maissijauho marinadiin. Sekoita tämä kattilaan ja kuumenna kiehuvaksi sekoittaen. Hauduta sekoittaen, kunnes kastike kirkastuu ja paksuuntuu, ja jatka hauduttamista, kunnes liha on kypsää.

Liukas sianlihaviipaleet

Tarjoilee 4

225 g/8 unssia vähärasvaista sianlihaa, viipaloitu

2 munanvalkuaista

15 ml/1 rkl maissijauhoa (maissitärkkelystä)

45 ml/3 rkl maapähkinäöljyä

50 g/2 unssia bambunversoja, viipaloitu

6 kevätsipulia (sipulia), hienonnettuna

2,5 ml/½ tl suolaa

15 ml/1 rkl riisiviiniä tai kuivaa sherryä

150 ml / ¼ pt / runsas ½ kuppi kanalientä

Sekoita sianliha munanvalkuaisten ja maissijauhojen kanssa, kunnes se on hyvin päällystetty. Kuumenna öljy ja paista porsaanlihaa kevyesti ruskeaksi ja poista se sitten pannulta. Lisää bambunversot ja kevätsipulit ja paista sekoitellen 2 minuuttia. Palauta sianliha pannulle suolan, viinin tai sherryn ja kanalien kanssa. Kuumenna kiehuvaksi ja keitä 4 minuuttia sekoittaen, kunnes sianliha on kypsää.

Sianlihaa pinaatilla ja porkkanoilla

Tarjoilee 4

225 g/8 unssia vähärasvaista sianlihaa

2 porkkanaa, leikattu nauhoiksi

225 g/8 unssia pinaattia

45 ml/3 rkl maapähkinäöljyä

1 kevätsipuli (sipuli), hienonnettuna

15 ml/1 rkl soijakastiketta

2,5 ml/½ tl suolaa

10 ml/2 tl maissijauhoa (maissitärkkelystä)

30 ml/2 rkl vettä

Viipaloi sianliha ohuiksi jyviä vasten ja leikkaa se suikaleiksi. Keitä porkkanoita noin 3 minuuttia ja valuta. Puolita pinaatinlehdet. Kuumenna öljy ja paista kevätsipulia läpikuultavaksi. Lisää porsaanliha ja paista kevyesti ruskeaksi.

Lisää porkkanat ja soijakastike ja paista 1 minuutti. Lisää suola ja pinaatti ja paista sekoitellen noin 30 sekuntia, kunnes se alkaa pehmetä. Sekoita maissijauho ja vesi tahnaksi, sekoita kastikkeeseen ja paista sekoitellen, kunnes se kirkastuu ja tarjoa heti.

Höyrytetty sianliha

Tarjoilee 4

450 g/1 lb vähärasvaista sianlihaa, kuutioituna
120 ml/4 fl oz/½ kuppi soijakastiketta
120 ml/4 fl oz/½ kuppi riisiviiniä tai kuivaa sherryä
15 ml/1 rkl ruskeaa sokeria

Sekoita kaikki ainekset keskenään ja laita lämmönkestävään kulhoon. Hauduta ritilällä kiehuvan veden päällä noin 1½ tuntia, kunnes se on kypsää.

Paistettua porsaanlihaa

Tarjoilee 4

25 g/1 unssi kuivattuja kiinalaisia sieniä

15 ml/1 rkl maapähkinäöljyä

450 g/1 lb vähärasvaista sianlihaa, viipaloitu

1 vihreä paprika kuutioituna

15 ml/1 rkl soijakastiketta

15 ml/1 rkl riisiviiniä tai kuivaa sherryä

5 ml/1 tl suolaa

5 ml/1 tl seesamiöljyä

Liota sieniä lämpimässä vedessä 30 minuuttia ja valuta. Hävitä varret ja viipaloi korkit. Kuumenna öljy ja paista porsaanlihaa kevyesti ruskeiksi. Lisää pippuri ja paista 1 minuutti. Lisää sienet, soijakastike, viini tai sherry ja suola ja paista sekoitellen muutama minuutti, kunnes liha on kypsää. Sekoita joukkoon seesamiöljyä ennen tarjoilua.

Sianliha bataattien kanssa

Tarjoilee 4

öljyä uppopaistamiseen

2 isoa bataattia viipaleina

30 ml/2 rkl maapähkinäöljyä

1 viipale inkiväärijuurta, viipaloituna

1 sipuli, viipaloitu

450 g/1 lb vähärasvaista sianlihaa, kuutioituna

15 ml/1 rkl soijakastiketta

2,5 ml/½ tl suolaa

vastajauhettua pippuria

250 ml / 8 fl unssia / 1 kuppi kanalientä

30 ml/2 rkl curryjauhetta

Kuumenna öljy ja paista bataatit kullanruskeiksi. Ota pois pannulta ja valuta hyvin. Kuumenna maapähkinäöljy ja paista inkivääriä ja sipulia kevyesti ruskeiksi. Lisää porsaanliha ja paista kevyesti ruskeaksi. Lisää soijakastike, suola ja ripaus pippuria ja lisää sitten liemi ja curryjauhe, kuumenna kiehuvaksi ja keitä sekoitellen 1 minuutti. Lisää paistetut perunat, peitä ja hauduta 30 minuuttia, kunnes porsaanliha on kypsää.

Hapanimelä sianliha

Tarjoilee 4

450 g/1 lb vähärasvaista sianlihaa, kuutioituna

15 ml/1 rkl riisiviiniä tai kuivaa sherryä

15 ml/1 rkl maapähkinäöljyä

5 ml/1 tl curryjauhetta

1 muna, vatkattuna

suola

100 g/4 oz maissijauhoa (maissitärkkelystä)

öljyä uppopaistamiseen

1 valkosipulinkynsi murskattuna

75 g/3 oz/½ kuppi sokeria

50 g/2 unssia tomaattiketsuppia (catsup)

5 ml/1 tl viinietikkaa

5 ml/1 tl seesamiöljyä

Sekoita sianliha viiniin tai sherryyn, öljyyn, curryjauheeseen, kananmunaan ja hieman suolaa. Sekoita joukkoon maissijauhoja, kunnes porsaanliha peittyy taikinalla. Kuumenna öljy savuksi ja lisää porsaanlihakuutiot muutaman kerran. Paista noin 3 minuuttia, valuta ja laita sivuun. Kuumenna öljy uudelleen ja paista kuutiot uudelleen noin 2 minuuttia. Poista ja valuta. Kuumenna valkosipuli, sokeri, tomaattiketsuppi ja viinietikka sekoittaen, kunnes sokeri liukenee. Kuumenna kiehuvaksi, lisää porsaanlihakuutiot ja sekoita hyvin. Sekoita joukkoon seesamiöljy ja tarjoile.

Suolainen sianliha

Tarjoilee 4

30 ml/2 rkl maapähkinäöljyä

450 g/1 lb vähärasvaista sianlihaa, kuutioituna

3 kevätsipulia (sipulia), viipaloituna

2 valkosipulinkynttä murskattuna

1 siivu inkiväärijuurta, jauhettu

250 ml/8 fl oz/1 kuppi soijakastiketta

30 ml/2 rkl riisiviiniä tai kuivaa sherryä

30 ml/2 rkl ruskeaa sokeria

5 ml/1 tl suolaa

600 ml/1 pt/2½ kupillista vettä

Kuumenna öljy ja paista sianliha kullanruskeiksi. Valuta ylimääräinen öljy pois, lisää kevätsipulit, valkosipuli ja inkivääri ja paista 2 minuuttia. Lisää soijakastike, viini tai sherry, sokeri ja suola ja sekoita hyvin. Lisää vesi, kiehauta, peitä ja keitä 1 tunti.

Sianlihaa tofulla

Tarjoilee 4

450 g/1 lb vähärasvaista sianlihaa

45 ml/3 rkl maapähkinäöljyä

1 sipuli, viipaloitu

1 valkosipulinkynsi murskattuna

225 g/8 unssia tofua kuutioituna

375 ml/13 fl unssia/1½ kuppia kanalientä

15 ml/1 rkl ruskeaa sokeria

60 ml/4 rkl soijakastiketta

2,5 ml/½ tl suolaa

Laita sianliha kattilaan ja peitä vedellä. Kuumenna kiehuvaksi ja keitä 5 minuuttia. Valuta ja anna jäähtyä ja leikkaa kuutioiksi.

Kuumenna öljy ja paista sipulia ja valkosipulia kevyesti ruskeiksi. Lisää porsaanliha ja paista kevyesti ruskeiksi. Lisää tofu ja sekoita varovasti, kunnes se peittyy öljyllä. Lisää liemi, sokeri, soijakastike ja suola, kiehauta, peitä ja hauduta noin 40 minuuttia, kunnes porsaanliha on kypsää.

Pehmeäksi paistettua porsaanlihaa

Tarjoilee 4

225 g/8 oz porsaanfileetä, kuutioituna

1 munanvalkuainen

30 ml/2 rkl riisiviiniä tai kuivaa sherryä

suola

225 g/8 oz maissijauhoa (maissitärkkelystä)

öljyä uppopaistamiseen

Sekoita porsaan munanvalkuainen, viini tai sherry ja hieman suolaa. Sekoita vähitellen sen verran maissijauhoa, että saat paksun taikinan. Kuumenna öljy ja paista sianliha kullanruskeaksi ja rapeaksi ulkopuolelta ja mureaksi sisältä.

Kahdesti kypsennetty sianliha

Tarjoilee 4

225 g/8 unssia vähärasvaista sianlihaa

45 ml/3 rkl maapähkinäöljyä

2 vihreää paprikaa paloiksi leikattuna

2 valkosipulinkynttä, hienonnettuna

2 kevätsipulia (sipulia), viipaloituna

15 ml/1 rkl kuumaa papukastiketta

15 ml/1 rkl kanalientä

5 ml/1 tl sokeria

Laita porsaanpala pannulle, peitä vedellä, kuumenna kiehuvaksi ja keitä 20 minuuttia, kunnes se on kypsää. Poista ja valuta ja anna jäähtyä. Viipaloi ohueksi.

Kuumenna öljy ja paista porsaanlihaa kevyesti ruskeiksi. Lisää paprikat, valkosipuli ja kevätsipuli ja paista 2 minuuttia. Poista pannulta. Lisää papukastike, liemi ja sokeri pannulle ja keitä sekoitellen 2 minuuttia. Palauta sianliha ja paprikat ja paista, kunnes ne ovat lämmenneet. Tarjoile kerralla.

Sianlihaa vihannesten kanssa

Tarjoilee 4

2 valkosipulinkynttä murskattuna

5 ml/1 tl suolaa

2,5 ml/½ tl vastajauhettua pippuria

30 ml/2 rkl maapähkinäöljyä

30 ml/2 rkl soijakastiketta

225 g/8 unssia parsakaalikukkoja

200 g/7 unssia kukkakaalin kukintoja

1 punainen paprika kuutioituna

1 sipuli, hienonnettuna

2 appelsiinia kuorittuna ja kuutioituna

1 kpl varsi inkivääriä, hienonnettuna

30 ml/2 rkl maissijauhoa (maissitärkkelystä)

300 ml/½ pt/1¼ kupillista vettä

20 ml/2 rkl viinietikkaa

15 ml/1 rkl hunajaa

ripaus jauhettua inkivääriä

2,5 ml/½ tl kuminaa

Murskaa lihan joukkoon valkosipuli, suola ja pippuri. Kuumenna öljy ja paista lihaa kevyesti ruskeaksi. Poista pannulta. Lisää pannulle soijakastike ja vihannekset ja paista sekoitellen, kunnes ne ovat kypsiä, mutta silti rapeita. Lisää appelsiinit ja inkivääri. Sekoita maissijauho ja vesi ja sekoita se kattilaan viinietikan, hunajan, inkiväärin ja kuminan kanssa. Kuumenna kiehuvaksi ja keitä 2 minuuttia sekoittaen. Nosta sianliha takaisin pannulle ja kuumenna ennen tarjoilua.

Sianliha saksanpähkinöiden kanssa

Tarjoilee 4

50 g/2 unssia/½ kuppi saksanpähkinöitä
225 g/8 unssia vähärasvaista sianlihaa, leikattu suikaleiksi
30 ml/2 rkl tavallisia (yleisiä) jauhoja
30 ml/2 rkl ruskeaa sokeria
30 ml/2 rkl soijakastiketta
öljyä uppopaistamiseen
15 ml/1 rkl maapähkinäöljyä

Kiehauta saksanpähkinöitä kiehuvassa vedessä 2 minuuttia ja valuta. Sekoita porsaanliha jauhojen, sokerin ja 15 ml/1 rkl soijakastikkeen kanssa, kunnes se on hyvin peittynyt. Kuumenna öljy ja paista porsaanliha rapeaksi ja kullanruskeaksi. Valuta talouspaperin päälle. Kuumenna maapähkinäöljy ja paista saksanpähkinät kullanruskeiksi. Lisää sianliha pannulle, ripottele loput soijakastikkeesta ja paista sekoitellen, kunnes se on lämmennyt.

Porsaan Wontons

Tarjoilee 4

450 g/1 lb jauhettua (jauhettua) sianlihaa

1 kevätsipuli (sipuli), hienonnettuna

225 g/8 oz vihannessekoituksia, hienonnettu

30 ml/2 rkl soijakastiketta

5 ml/1 tl suolaa

40 wonton skiniä

öljyä uppopaistamiseen

Kuumenna pannu ja paista porsaanlihaa ja kevätsipulia kevyesti ruskeiksi. Ota pois lämmöltä ja sekoita joukkoon kasvikset, soijakastike ja suola.

Taittaaksesi wontonit pitämällä ihoa vasemman kätesi kämmenellä ja lusikalla täytettä keskelle. Kostuta reunat kananmunalla ja taita iho kolmioksi ja tiivistä reunat. Kostuta kulmat munalla ja kierrä ne yhteen.

Kuumenna öljy ja paista wontonit muutama kerrallaan kullanruskeiksi. Valuta hyvin ennen tarjoilua.

Sianliha vesikastanjoilla

Tarjoilee 4

45 ml/3 rkl maapähkinäöljyä

1 valkosipulinkynsi murskattuna

1 kevätsipuli (sipuli), hienonnettuna

1 siivu inkiväärijuurta, jauhettu

225 g/8 unssia vähärasvaista sianlihaa, leikattu suikaleiksi

100 g/4 unssia vesikastanjoita ohuiksi viipaleina

45 ml/3 rkl soijakastiketta

15 ml/1 rkl riisiviiniä tai kuivaa sherryä

5 ml/1 tl maissijauhoa (maissitärkkelystä)

Kuumenna öljy ja paista valkosipulia, kevätsipulia ja inkivääriä kevyesti ruskeiksi. Lisää porsaanliha ja paista sekoitellen 10 minuuttia kullanruskeiksi. Lisää vesikastanjat ja paista sekoitellen 3 minuuttia. Lisää loput ainekset ja paista 3 minuuttia.

Porsaan ja katkaravun Wontons

Tarjoilee 4

225 g jauhettua (jauhettua) sianlihaa

2 kevätsipulia (sipulia), hienonnettuna

100 g/4 oz vihannessekoituksia, hienonnettuna

100 g/4 unssia sieniä hienonnettuna

225 g/8 unssia kuorittuja katkarapuja, hienonnettu

15 ml/1 rkl soijakastiketta

2,5 ml/½ tl suolaa

40 wonton skiniä

öljyä uppopaistamiseen

Kuumenna pannu ja paista porsaanlihaa ja kevätsipulia kevyesti ruskeiksi. Sekoita joukkoon loput ainekset.

Taittaaksesi wontonit pitämällä ihoa vasemman kätesi kämmenellä ja lusikalla täytettä keskelle. Kostuta reunat kananmunalla ja taita iho kolmioksi ja tiivistä reunat. Kostuta kulmat munalla ja kierrä ne yhteen.

Kuumenna öljy ja paista wontonit muutama kerrallaan kullanruskeiksi. Valuta hyvin ennen tarjoilua.

Höyrytetyt jauhelihapullat

Tarjoilee 4

2 valkosipulinkynttä murskattuna

2,5 ml/½ tl suolaa

450 g/1 lb jauhettua (jauhettua) sianlihaa

1 sipuli, hienonnettuna

1 punainen paprika, hienonnettuna

1 vihreä paprika, hienonnettuna

2 kpl varsi inkivääriä, hienonnettuna

5 ml/1 tl curryjauhetta

5 ml/1 tl paprikaa

1 muna, vatkattuna

45 ml/3 rkl maissijauhoa (maissitärkkelystä)

50 g/2 unssia lyhytjyväistä riisiä

suolaa ja vastajauhettua pippuria

60 ml/4 rkl hienonnettua ruohosipulia

Sekoita yhteen valkosipuli, suola, porsaanliha, sipuli, paprikat, inkivääri, curryjauhe ja paprika. Sekoita muna seokseen maissijauhojen ja riisin kanssa. Mausta suolalla ja pippurilla ja sekoita joukkoon ruohosipuli. Muotoile seoksesta märin käsin pieniä palloja. Laita ne höyrykoriin, peitä ja keitä kevyesti kiehuvan veden päällä 20 minuuttia, kunnes ne ovat kypsiä.

Spare ribsit mustapapukastikkeella

Tarjoilee 4

900 g/2 lb porsaan kylkiluita

2 valkosipulinkynttä murskattuna

2 kevätsipulia (sipulia), hienonnettuna

30 ml/2 rkl mustapapukastiketta

30 ml/2 rkl riisiviiniä tai kuivaa sherryä

15 ml/1 rkl vettä

30 ml/2 rkl soijakastiketta

15 ml/1 rkl maissijauhoa (maissitärkkelystä)

5 ml/1 tl sokeria

120 ml/4 fl oz ½ kuppi vettä

30 ml/2 rkl öljyä

2,5 ml/½ tl suolaa

120 ml/4 fl unssia/½ kuppi kanalientä

Leikkaa ylimääräiset kylkiluut 2,5 cm/1 paloiksi. Sekoita
valkosipuli, kevätsipuli, mustapapukastike, viini tai sherry, vesi
ja 15 ml/1 rkl soijakastiketta. Sekoita jäljellä oleva soijakastike
maissijauhojen, sokerin ja veden kanssa. Kuumenna öljy ja suola
ja paista kylkiluut kullanruskeiksi. Valuta öljy pois. Lisää
valkosipuliseos ja paista 2 minuuttia. Lisää liemi, kiehauta, peitä

ja hauduta 4 minuuttia. Sekoita joukkoon maissijauhoseos ja keitä sekoittaen, kunnes kastike kirkastuu ja paksuuntuu.

Grillatut kylkiluut

Tarjoilee 4

3 valkosipulinkynttä murskattuna

75 ml/5 rkl soijakastiketta

60 ml/4 rkl hoisin-kastiketta

60 ml/4 rkl riisiviiniä tai kuivaa sherryä

45 ml/3 rkl ruskeaa sokeria

30 ml/2 rkl tomaattipyreetä (tahnaa)

900 g/2 lb porsaan kylkiluita

15 ml/1 rkl hunajaa

Sekoita valkosipuli, soijakastike, hoisin-kastike, viini tai sherry, fariinisokeri ja tomaattipyree, kaada kylkiluiden päälle, peitä ja anna marinoitua yön yli.

Valuta kylkiluut ja aseta ne ritilälle uunivuokaan, jonka alle on vähän vettä. Paista esilämmitetyssä uunissa 180°C/350°F/kaasumerkki 4 45 minuuttia, harsimalla silloin tällöin marinadilla varaamalla 30 ml/2 rkl marinadia. Sekoita varattu marinadi hunajaan ja sivele kylkiluiden päälle. Grilli tai grillaa (paista) kuuman grillin alla noin 10 minuuttia.

Grillivaahteran kylkiluut

Tarjoilee 4

900 g/2 lb porsaan kylkiluita

60 ml/4 rkl vaahterasiirappia

5 ml/1 tl suolaa

5 ml/1 tl sokeria

45 ml/3 rkl soijakastiketta

15 ml/1 rkl riisiviiniä tai kuivaa sherryä

1 valkosipulinkynsi murskattuna

Leikkaa ylimääräiset kylkiluut 5 cm/2:n paloiksi ja laita kulhoon. Sekoita kaikki ainekset keskenään, lisää kylkiluut ja sekoita hyvin. Peitä ja anna marinoitua yön yli. Grillaa (paista) tai grillaa keskilämmöllä noin 30 minuuttia.

Friteeratut kylkiluut

Tarjoilee 4

900 g/2 lb porsaan kylkiluita

120 ml/4 fl oz/½ kuppi tomaattiketsuppia (catsup)

120 ml/4 fl oz/½ kuppi viinietikkaa

60 ml/4 rkl mangochutneya

45 ml/3 rkl riisiviiniä tai kuivaa sherryä

2 valkosipulinkynttä, hienonnettuna

5 ml/1 tl suolaa

45 ml/3 rkl soijakastiketta

30 ml/2 rkl hunajaa

15 ml/1 rkl mietoa curryjauhetta

15 ml/1 rkl paprikaa

öljyä uppopaistamiseen

60 ml/4 rkl hienonnettua ruohosipulia

Laita ylimääräiset kylkiluut kulhoon. Sekoita keskenään kaikki ainekset paitsi öljy ja ruohosipuli, kaada kylkiluiden päälle, peitä ja anna marinoitua vähintään 1 tunti. Kuumenna öljy ja paista kylkiluut rapeaksi. Tarjoile ruohosipulilla ripottuna.

Spare kylkiluut purjoilla

Tarjoilee 4

450 g/1 lb porsaan kylkiluita
öljyä uppopaistamiseen
250 ml / 8 fl unssia / 1 kuppi
30 ml/2 rkl tomaattiketsuppia (catsup)
2,5 ml/½ tl suolaa
2,5 ml/½ tl sokeria
2 purjoa paloiksi leikattuna
6 kevätsipulia (sipulia), leikattu paloiksi
50 g/2 unssia parsakaalikukkoja
5 ml/1 tl seesamiöljyä

Leikkaa ylimääräiset kylkiluut 5 cm/2:n paloiksi. Kuumenna öljy ja paista kylkiluita, kunnes ne alkavat ruskeaa. Ota ne pois pannulta ja kaada pois kaikki paitsi 30 ml/2 rkl öljyä. Lisää liemi, tomaattiketsuppi, suola ja sokeri, kiehauta ja keitä 1 minuutti. Nosta kylkiluut takaisin pannulle ja hauduta noin 20 minuuttia, kunnes ne ovat kypsiä.

Kuumenna sillä välin vielä 30 ml/2 rkl öljyä ja paista purjoa, kevätsipulia ja parsakaalia noin 5 minuuttia. Ripottele päälle seesamiöljyä ja asettele lämmitetyn tarjoilulautasen ympärille. Lusikoi kylkiluut ja kastike keskelle ja tarjoile.

Spare kylkiluut sienillä

Tarjoilut 4-6

6 kuivattua kiinalaista sientä

900 g/2 lb porsaan kylkiluita

2 neilikka tähtianista

45 ml/3 rkl soijakastiketta

5 ml/1 tl suolaa

15 ml/1 rkl maissijauhoa (maissitärkkelystä)

Liota sieniä lämpimässä vedessä 30 minuuttia ja valuta. Hävitä ja varret ja viipaloi korkit. Leikkaa ylimääräiset kylkiluut 5 cm/2 paloiksi. Kuumenna vesi kiehuvaksi, lisää kylkiluut ja keitä 15 minuuttia. Valuta hyvin. Nosta kylkiluut takaisin pannulle ja peitä kylmällä vedellä. Lisää sienet, tähtianis, soijakastike ja suola. Kuumenna kiehuvaksi, peitä ja hauduta noin 45 minuuttia, kunnes liha on kypsää. Sekoita maissijauho pieneen kylmään veteen, sekoita pannulle ja keitä sekoittaen, kunnes kastike kirkastuu ja paksuuntuu.

Spare kylkiluita oranssilla

Tarjoilee 4

900 g/2 lb porsaan kylkiluita

5 ml/1 tl juustoraastetta

5 ml/1 tl maissijauhoa (maissitärkkelystä)

45 ml/3 rkl riisiviiniä tai kuivaa sherryä

suola

öljyä uppopaistamiseen

15 ml/1 rkl vettä

2,5 ml/½ tl sokeria

15 ml/1 rkl tomaattipyreetä (tahnaa)

2,5 ml/½ tl chilikastiketta

1 appelsiinin raastettu kuori

1 appelsiini, viipaloitu

Pilko kylkiluut paloiksi ja sekoita juustoon, maissijauhoon, 5 ml/1 tl viiniä tai sherryä ja ripaus suolaa. Anna marinoitua 30 minuuttia. Kuumenna öljy ja paista kylkiluita noin 3 minuuttia kullanruskeiksi. Kuumenna 15 ml/1 rkl öljyä wokissa, lisää vesi, sokeri, tomaattipyree, chilikastike, appelsiinin kuori ja loput viinistä tai sherrystä ja sekoita miedolla lämmöllä 2 minuuttia. Lisää porsaanliha ja sekoita, kunnes se on hyvin peittynyt. Siirrä lämpimälle tarjoilulautaselle ja tarjoile appelsiiniviipaleilla koristeltuna.

Ananas Spare Ribs

Tarjoilee 4

900 g/2 lb porsaan kylkiluita

600 ml/1 pt/2½ kupillista vettä

30 ml/2 rkl maapähkinäöljyä

2 valkosipulinkynttä, hienonnettuna

200 g/7 unssia ananassäilykkeitä hedelmämehussa

120 ml/4 fl unssia/½ kuppi kanalientä

60 ml/4 rkl viinietikkaa

50 g/2 unssia/¼ kuppia ruskeaa sokeria

15 ml/1 rkl soijakastiketta

15 ml/1 rkl maissijauhoa (maissitärkkelystä)

3 kevätsipulia (sipulia), hienonnettuna

Laita sianliha ja vesi kattilaan, kiehauta, peitä ja hauduta 20 minuuttia. Valuta hyvin.

Kuumenna öljy ja paista valkosipulia kevyesti ruskeiksi. Lisää kylkiluut ja paista sekoitellen, kunnes se on hyvin peittynyt öljyssä. Valuta ananaspalat ja lisää 120 ml mehua liemen, viinietikan, sokerin ja soijakastikkeen kera. Kuumenna kiehuvaksi, peitä ja hauduta 10 minuuttia. Lisää valutettu ananas. Sekoita maissijauhoon vähän vettä, sekoita kastikkeeseen ja keitä sekoittaen, kunnes kastike kirkastuu ja paksuuntuu. Tarjoile kevätsipulilla ripottuna.

Rapeat katkaravun kylkiluut

Tarjoilee 4

900 g/2 lb porsaan kylkiluita

450 g/1 lb kuorittuja katkarapuja

5 ml/1 tl sokeria

suolaa ja vastajauhettua pippuria

30 ml/2 rkl tavallisia (yleisiä) jauhoja

1 muna, kevyesti vatkattuna

100 g/4 unssia korppujauhoja

öljyä uppopaistamiseen

Leikkaa ylimääräiset kylkiluut 5 cm/2:n paloiksi. Leikkaa lihaa hieman pois ja hienonna se katkarapujen, sokerin, suolan ja pippurin kanssa. Sekoita joukkoon jauhot ja kananmuna, jotta seoksesta tulee tahmeaa. Painele kylkiluut ympärille ja ripottele päälle korppujauhoja. Kuumenna öljy ja paista kylkiluita, kunnes ne tulevat pinnalle. Valuta hyvin ja tarjoile kuumana.

Spare ribsit riisiviinillä

Tarjoilee 4

900 g/2 lb porsaan kylkiluita

450 ml/¾ pt/2 kuppia vettä

60 ml/4 rkl soijakastiketta

5 ml/1 tl suolaa

30 ml/2 rkl riisiviiniä

5 ml/1 tl sokeria

Leikkaa kylkiluut 2,5 cm/1 paloiksi. Laita kattilaan veden, soijakastikkeen ja suolan kanssa, kiehauta, peitä ja hauduta 1 tunti. Valuta hyvin. Kuumenna pannu ja lisää kylkiluut, riisiviini ja sokeri. Paista korkealla lämmöllä sekoitellen, kunnes neste haihtuu.

Spare kylkiluut seesaminsiemenillä

Tarjoilee 4

900 g/2 lb porsaan kylkiluita

1 muna

30 ml/2 rkl tavallisia (yleisiä) jauhoja

5 ml/1 tl perunajauhoja

45 ml/3 rkl vettä

öljyä uppopaistamiseen

30 ml/2 rkl maapähkinäöljyä

30 ml/2 rkl tomaattiketsuppia (catsup)

30 ml/2 rkl ruskeaa sokeria

10 ml/2 tl viinietikkaa

45 ml/3 rkl seesaminsiemeniä

4 salaatinlehteä

Leikkaa ylimääräiset kylkiluut 10 cm:n paloiksi ja laita kulhoon. Sekoita muna jauhojen, perunajauhojen ja veden kanssa, sekoita kylkiluiden joukkoon ja anna seistä 4 tuntia.

Kuumenna öljy ja paista kylkiluut kullanruskeiksi, poista ja valuta. Kuumenna öljy ja paista tomaattiketsuppia, fariinisokeria, viinietikkaa muutama minuutti. Lisää kylkiluut ja paista sekoitellen, kunnes ne ovat peittyneet. Ripottele päälle seesaminsiemeniä ja paista sekoitellen 1 minuutti. Asettele salaatinlehdet lämmitetylle tarjoiluvadille, ripottele päälle kylkiluut ja tarjoile.

Sweet and Sour Spare Ribs

Tarjoilee 4

900 g/2 lb porsaan kylkiluita

600 ml/1 pt/2½ kupillista vettä

30 ml/2 rkl maapähkinäöljyä

2 valkosipulinkynttä murskattuna

5 ml/1 tl suolaa

100 g/4 oz/½ kupillista ruskeaa sokeria

75 ml/5 rkl kanalientä

60 ml/4 rkl viinietikkaa

100 g/4 unssia ananassäilykkeitä siirapissa

15 ml/1 rkl tomaattipyreetä (tahnaa)

15 ml/1 rkl soijakastiketta

15 ml/1 rkl maissijauhoa (maissitärkkelystä)

30 ml/2 rkl kuivattua kookosta

Laita sianliha ja vesi kattilaan, kiehauta, peitä ja hauduta 20 minuuttia. Valuta hyvin.

Kuumenna öljy ja paista kylkiluut valkosipulin ja suolan kanssa ruskeiksi. Lisää sokeri, liemi ja viinietikka ja kuumenna kiehuvaksi. Valuta ananas ja lisää 30 ml/2 rkl siirappia pannulle tomaattisoseen, soijakastikkeen ja maissijauhojen kanssa. Sekoita hyvin ja keitä sekoitellen, kunnes kastike kirkastuu ja paksuuntuu. Lisää ananas, hauduta 3 minuuttia ja tarjoile kookospähkinällä ripottuna.

Paistetut kylkiluut

Tarjoilee 4

900 g/2 lb porsaan kylkiluita

1 muna, vatkattuna

5 ml/1 tl soijakastiketta

5 ml/1 tl suolaa

10 ml/2 tl maissijauhoa (maissitärkkelystä)

10 ml/2 tl sokeria

60 ml/4 rkl maapähkinäöljyä

250 ml/8 fl oz/1 kuppi viinietikkaa

250 ml / 8 fl unssia / 1 kuppi vettä

250 ml/8 fl oz/1 kuppi riisiviiniä tai kuivaa sherryä

Laita ylimääräiset kylkiluut kulhoon. Sekoita muna soijakastikkeeseen, suolaan, puolet maissijauhosta ja puolet sokerista, lisää kylkiluihin ja sekoita hyvin. Kuumenna öljy ja paista kylkiluut ruskeiksi. Lisää loput ainekset, kuumenna kiehuvaksi ja keitä, kunnes neste on melkein haihtunut.

Spare ribsit tomaatilla

Tarjoilee 4

900 g/2 lb porsaan kylkiluita

75 ml/5 rkl soijakastiketta

30 ml/2 rkl riisiviiniä tai kuivaa sherryä

2 munaa, vatkattuna

45 ml/3 rkl maissijauhoa (maissitärkkelystä)

öljyä uppopaistamiseen

45 ml/3 rkl maapähkinäöljyä

1 sipuli ohuiksi viipaleina

250 ml / 8 fl unssia / 1 kuppi kanalientä

60 ml/4 rkl tomaattiketsuppia (catsup)

10 ml/2 tl ruskeaa sokeria

Leikkaa ylimääräiset kylkiluut 2,5 cm/1 paloiksi. Sekoita 60 ml/4 rkl soijakastiketta ja viiniä tai sherryä ja anna marinoitua 1 tunti välillä sekoittaen. Valuta, hylkää marinadi. Voitele kylkiluut munalla ja sitten maissijauholla. Kuumenna öljy ja paista kylkiluut muutama kerrallaan kullanruskeiksi. Valuta hyvin. Kuumenna maapähkinäöljy ja paista sipulia läpikuultavaksi. Lisää liemi, jäljellä oleva soijakastike, ketsuppi ja fariinisokeri ja keitä 1 minuutti sekoittaen. Lisää kylkiluut ja hauduta 10 minuuttia.

Grilli-sianliha

Tarjoilut 4-6

1,25 kg/3 lb luutonta porsaan lapaa

2 valkosipulinkynttä murskattuna

2 kevätsipulia (sipulia), hienonnettuna

250 ml/8 fl oz/1 kuppi soijakastiketta

120 ml/4 fl oz/½ kuppi riisiviiniä tai kuivaa sherryä

100 g/4 oz/½ kupillista ruskeaa sokeria

5 ml/1 tl suolaa

Laita sianliha kulhoon. Sekoita loput aineet keskenään, kaada porsaan päälle, peitä ja anna marinoitua 3 tuntia. Siirrä sianliha ja marinadi uunivuokaan ja paista esilämmitetyssä uunissa 200°C/400°F/kaasumerkki 6 10 minuuttia. Laske lämpötila 160°C/325°F/kaasumerkki 3 1¾ tunniksi, kunnes sianliha on kypsää.

Kylmää porsaanlihaa sinapin kanssa

Tarjoilee 4

1 kg/2 lb luutonta paahdettua porsaanlihaa

250 ml/8 fl oz/1 kuppi soijakastiketta

120 ml/4 fl oz/½ kuppi riisiviiniä tai kuivaa sherryä

100 g/4 oz/½ kupillista ruskeaa sokeria

3 kevätsipulia (sipulia), hienonnettuna

5 ml/1 tl suolaa

30 ml/2 rkl sinappijauhetta

Laita sianliha kulhoon. Sekoita kaikki muut ainekset sinappia lukuun ottamatta ja kaada sianlihan päälle. Anna marinoitua vähintään 2 tuntia harsiten usein. Vuoraa uunivuoka foliolla ja nosta sianliha ritilälle vuokaan. Paista esilämmitetyssä uunissa 200°C/400°F/kaasumerkki 6 10 minuuttia ja laske sitten lämpötilaa 160°C/325°F/kaasumerkki 3 vielä 1¾ tuntia, kunnes porsaanliha on kypsää. Anna jäähtyä ja jäähdytä jääkaapissa. Leikkaa hyvin ohueksi. Sekoita sinappijauhe juuri sen verran vettä, että saat kermaisen tahnan tarjoilua porsaan kanssa.

Kiinalaista porsaanpaahdetta

Tarjoaa 6

1,25 kg sianlihaa, paksuksi viipaloituna

2 valkosipulinkynttä, hienonnettuna

30 ml/2 rkl riisiviiniä tai kuivaa sherryä

15 ml/1 rkl ruskeaa sokeria

15 ml/1 rkl hunajaa

90 ml/6 rkl soijakastiketta

2,5 ml/½ tl viiden mausteen jauhetta

Asettele sianliha laakeaan astiaan. Sekoita loput aineet keskenään, kaada sianlihan päälle, peitä ja marinoi jääkaapissa yön yli välillä käännellen ja harsellen.

Asettele sianlihaviipaleet ritilälle hieman vedellä täytettyyn uunivuokaan ja voitele hyvin marinadilla. Paista esilämmitetyssä uunissa 180°C/350°F/kaasumerkki 5 noin 1 tunti harsiten välillä, kunnes porsaanliha on kypsää.

Sianliha pinaatilla

Tarjoilut 6-8

30 ml/2 rkl maapähkinäöljyä
1,25 kg porsaan ulkofileetä
250 ml / 8 fl unssia / 1 kuppi kanalientä
15 ml/1 rkl ruskeaa sokeria
60 ml/4 rkl soijakastiketta
900 g/2 lb pinaattia

Kuumenna öljy ja ruskista porsaanliha joka puolelta. Kaada suurin osa rasvasta pois. Lisää liemi, sokeri ja soijakastike, kiehauta, peitä ja hauduta noin 2 tuntia, kunnes porsaanliha on kypsää. Ota liha pois pannulta ja anna sen jäähtyä hieman ja leikkaa se sitten viipaleiksi. Lisää pinaatti pannulle ja keitä hiljalleen sekoittaen, kunnes se pehmenee. Valuta pinaatti ja asettele lämpimälle tarjoiluvadille. Ripottele päälle sianlihaviipaleet ja tarjoile.

Friteeratut porsaanpallot

Tarjoilee 4

450 g/1 lb jauhettua (jauhettua) sianlihaa

1 siivu inkiväärijuurta, jauhettu

15 ml/1 rkl maissijauhoa (maissitärkkelystä)

15 ml/1 rkl vettä

2,5 ml/½ tl suolaa

10 ml/2 tl soijakastiketta

öljyä uppopaistamiseen

Sekoita porsaanliha ja inkivääri. Sekoita maissijauho, vesi, suola ja soijakastike ja sekoita seos sianlihaan ja sekoita hyvin. Muotoile pähkinän kokoisiksi palloiksi. Kuumenna öljy ja paista sianlihapalloja, kunnes ne nousevat öljyn päälle. Poista öljystä ja kuumenna uudelleen. Nosta sianliha takaisin pannulle ja paista 1 minuutti. Valuta hyvin.

Porsaan ja katkaravun munarullat

Tarjoilee 4

30 ml/2 rkl maapähkinäöljyä

225 g jauhettua (jauhettua) sianlihaa

225 g/8 unssia katkarapuja

100 g/4 unssia kiinalaisia lehtiä, silputtu

100 g/4 unssia suikaleiksi leikattuja bambunversoja

100 g/4 unssia vesikastanjoita suikaleiksi leikattuna

10 ml/2 tl soijakastiketta

5 ml/1 tl suolaa

5 ml/1 tl sokeria

3 kevätsipulia (sipulia), hienonnettuna

8 munarullan nahkaa

öljyä uppopaistamiseen

Kuumenna öljy ja paista sianlihaa tiiviiksi. Lisää katkaravut ja paista sekoitellen 1 minuutti. Lisää kiinalaiset lehdet, bambunversot, vesikastanjat, soijakastike, suola ja sokeri ja paista sekoitellen 1 minuutti, peitä kansi ja anna hautua 5 minuuttia. Sekoita joukkoon kevätsipulit, käännä siiviläksi ja anna valua.

Laita muutama lusikallinen täytettä jokaisen munarullan kuoren keskelle, käännä pohja ylös, taita sivut ja rullaa sitten ylöspäin, peittäen täytteen. Tiivistä reuna pienellä jauho- ja vesiseoksella ja anna kuivua 30 minuuttia. Kuumenna öljy ja paista munasämpylöitä noin 10 minuuttia, kunnes ne ovat rapeita ja kullanruskeita. Valuta hyvin ennen tarjoilua.

Höyrytetty porsaan jauheliha

Tarjoilee 4

450 g/1 lb jauhettua (jauhettua) sianlihaa
5 ml/1 tl maissijauhoa (maissitärkkelystä)
2,5 ml/½ tl suolaa
10 ml/2 tl soijakastiketta

Sekoita porsaanliha muiden ainesten kanssa ja levitä seos laakeaan uunivuokaan. Laita höyryttimeen kiehuvan veden päälle ja höyrytä noin 30 minuuttia, kunnes se on kypsää. Tarjoile kuumana.

Friteerattua sianlihaa rapunlihalla

Tarjoilee 4

225 g/8 oz rapulihaa, hiutaleina
100 g/4 unssia sieniä hienonnettuna
100 g/4 unssia bambunversoja, hienonnettu
5 ml/1 tl maissijauhoa (maissitärkkelystä)
2,5 ml/½ tl suolaa
225 g/8 unssia keitettyä sianlihaa, viipaloitu
1 valkuainen kevyesti vatkattuna
öljyä uppopaistamiseen
15 ml/1 rkl hienonnettua tuoretta lehtipersiljaa

Sekoita keskenään rapujen liha, sienet, bambunversot, suurin osa maissijauhosta ja suola. Leikkaa liha 5 cm/2 neliöiksi. Tee voileipiksi rapulihaseoksesta. Sivele munanvalkuainen. Kuumenna öljy ja paista voileipiä muutama kerrallaan kullanruskeiksi. Valuta hyvin. Tarjoile persiljalla ripottuna.

Sianliha pavunversoilla

Tarjoilee 4

30 ml/2 rkl maapähkinäöljyä

2,5 ml/½ tl suolaa

2 valkosipulinkynttä murskattuna

450 g/1 lb pavunversoja

225 g/8 unssia keitettyä sianlihaa, kuutioituna

120 ml/4 fl unssia/½ kuppi kanalientä

15 ml/1 rkl soijakastiketta

15 ml/1 rkl riisiviiniä tai kuivaa sherryä

5 ml/1 tl sokeria

15 ml/1 rkl maissijauhoa (maissitärkkelystä)

2,5 ml/½ tl seesamiöljyä

3 kevätsipulia (sipulia), hienonnettuna

Kuumenna öljy ja paista suolaa ja valkosipulia kevyesti ruskeiksi. Lisää pavunversot ja porsaanliha ja paista sekoitellen 2 minuuttia. Lisää puolet liemestä, kiehauta, peitä ja hauduta 3 minuuttia. Sekoita jäljellä oleva liemi muiden ainesten kanssa, sekoita kattilaan, palaa kiehuvaksi ja keitä 4 minuuttia sekoittaen. Tarjoile kevätsipulilla ripottuna.

Humalainen sianliha

Tarjoaa 6

1,25 kg/3 lb luuttomaksi rullattu porsaanliha

30 ml/2 rkl suolaa

vastajauhettua pippuria

1 kevätsipuli (sipuli), hienonnettuna

2 valkosipulinkynttä, hienonnettuna

1 pullo kuivaa valkoviiniä

Laita sianliha pannulle ja lisää suola, pippuri, kevätsipuli ja valkosipuli. Peitä kiehuvalla vedellä, palauta kiehuvaksi, peitä ja hauduta 30 minuuttia. Ota sianliha pois pannulta, anna jäähtyä ja kuivua 6 tuntia tai yön yli jääkaapissa. Leikkaa sianliha suuriksi paloiksi ja laita isoon kierrekorkkiin. Peitä viinillä, sulje ja säilytä jääkaapissa vähintään 1 viikko.

Höyrytetty porsaankoipi

Tarjoilut 6-8

1 pieni porsaan koipi

90 ml/6 rkl soijakastiketta

450 ml/¾ pt/2 kuppia vettä

45 ml/3 rkl ruskeaa sokeria

15 ml/1 rkl riisiviiniä tai kuivaa sherryä

30 ml/2 rkl maapähkinäöljyä

3 valkosipulinkynttä murskattuna

450 g/1 lb pinaattia

2,5 ml/½ tl suolaa

30 ml/2 rkl maissijauhoa (maissitärkkelystä)

Lävistä porsaan nahka terävällä veitsellä ja hiero siihen 30 ml/2 rkl soijakastiketta. Laita raskaaseen kattilaan veden kanssa, kiehauta, peitä ja hauduta 40 minuuttia. Valuta, varaa neste ja anna sianlihan jäähtyä ja laita se sitten lämmönkestävään kulhoon.

Sekoita keskenään 15 ml/1 rkl sokeria, viini tai sherry ja 30 ml/2 rkl soijakastiketta ja hiero sianlihan päälle. Kuumenna öljy ja paista valkosipulia kevyesti ruskeiksi. Lisää loput sokerista ja soijakastikkeesta, kaada seos porsaan päälle ja peitä kulho. Nosta kulho wokkipannuun ja täytä vedellä niin, että se tulee puoleen väliin. Peitä ja höyrytä noin 1½ tuntia, lisää tarvittaessa kiehuvaa vettä. Leikkaa pinaatti 5 cm:n paloiksi ja ripottele päälle suolaa. Kuumenna vesi kattilassa kiehuvaksi ja kaada pinaatin päälle. Anna seistä 2 minuuttia, kunnes pinaatti alkaa pehmetä, valuta ja asettele lämpimälle tarjoilulautaselle. Aseta sianliha päälle. Kuumenna sianlihaliemi kiehuvaksi. Sekoita maissijauho pieneen määrään vettä, sekoita liemeen ja keitä sekoitellen, kunnes kastike kirkastuu ja paksuuntuu. Kaada sianlihan päälle ja tarjoile.

Paistettua porsaanpaistia vihanneksilla

Tarjoilee 4

50 g / 2 unssia / ½ kuppi valkaistuja manteleita

30 ml/2 rkl maapähkinäöljyä

suola

100 g/4 unssia sieniä kuutioituna

100 g/4 unssia bambunversoja kuutioituna

1 sipuli kuutioituna

2 sellerin vartta kuutioituna

100 g mangetout (lumiherneet), kuutioituna

4 vesikastanjaa kuutioituna

1 kevätsipuli (sipuli), hienonnettuna

20 ml/4 fl oz/½ kuppi kanalientä

225 g/8 oz grilli-paistettua porsaanlihaa, kuutioituna

15 ml/1 rkl maissijauhoa (maissitärkkelystä)

45 ml/3 rkl vettä

2,5 ml/½ tl sokeria

vastajauhettua pippuria

Paahda mantelit kevyesti ruskeiksi. Kuumenna öljy ja suola, lisää vihannekset ja paista sekoitellen 2 minuuttia, kunnes ne ovat peittyneet öljyllä. Lisää liemi, kiehauta, peitä ja hauduta 2 minuuttia, kunnes vihannekset ovat melkein kypsiä, mutta silti rapeita. Lisää porsaanliha ja kuumenna. Sekoita maissijauho, vesi, sokeri ja pippuri ja sekoita kastikkeeseen. Hauduta sekoittaen, kunnes kastike kirkastuu ja paksuuntuu.

Kahdesti kypsennetty sianliha

Tarjoilee 4

45 ml/3 rkl maapähkinäöljyä

6 kevätsipulia (sipulia), hienonnettuna

1 valkosipulinkynsi murskattuna

1 siivu inkiväärijuurta, hienonnettuna

2,5 ml/½ tl suolaa

225 g/8 unssia keitettyä sianlihaa, kuutioituna

15 ml/1 rkl soijakastiketta

15 ml/1 rkl riisiviiniä tai kuivaa sherryä

30 ml/2 rkl chilipahvitahnaa

Kuumenna öljy ja paista kevätsipulia, valkosipulia, inkivääriä ja suolaa kevyesti ruskeiksi. Lisää porsaanliha ja paista 2 minuuttia. Lisää soijakastike, viini tai sherry ja chilipaputahna ja paista sekoitellen 3 minuuttia.

Sianmunuaiset mangetoutilla

Tarjoilee 4

4 porsaan munuaista puolitettuna ja ytimenä

30 ml/2 rkl maapähkinäöljyä

2,5 ml/½ tl suolaa

1 siivu inkiväärijuurta, jauhettu

3 sellerin vartta, hienonnettuna

1 sipuli, hienonnettuna

30 ml/2 rkl soijakastiketta

15 ml/1 rkl riisiviiniä tai kuivaa sherryä

5 ml/1 tl sokeria

60 ml/4 rkl kanalientä

225 g/8 oz mangetout (lumiherneet)

15 ml/1 rkl maissijauhoa (maissitärkkelystä)

45 ml/3 rkl vettä

Keitä munuaisia 10 minuuttia, valuta ja huuhtele kylmällä vedellä. Kuumenna öljy ja paista suolaa ja inkivääriä muutama sekunti. Lisää munuaiset ja paista sekoitellen 30 sekuntia, kunnes se peittyy öljyllä. Lisää selleri ja sipuli ja paista 2 minuuttia. Lisää soijakastike, viini tai sherry ja sokeri ja paista sekoitellen 1 minuutti. Lisää liemi, kiehauta, peitä ja hauduta 1 minuutti. Sekoita joukkoon mangetout, peitä ja hauduta 1 minuutti. Sekoita maissijauho ja vesi ja sekoita sitten kastikkeeseen ja keitä, kunnes kastike kirkastuu ja paksuuntuu. Tarjoile kerralla.

Punaiseksi kypsennetty kinkku kastanjoilla

Tarjoilut 4-6

1,25 kg / 3 lb kinkkua

2 kevätsipulia (sipulia), puolitettuna

2 valkosipulinkynttä murskattuna

45 ml/3 rkl ruskeaa sokeria

30 ml/2 rkl riisiviiniä tai kuivaa sherryä

60 ml/4 rkl soijakastiketta

450 ml/¾ pt/2 kuppia vettä

350 g/12 unssia kastanjoita

Laita kinkku pannulle kevätsipulin, valkosipulin, sokerin, viinin tai sherryn, soijakastikkeen ja veden kanssa. Kuumenna kiehuvaksi, peitä ja hauduta noin 1½ tuntia, kääntele kinkkua silloin tällöin. Keitä kastanjoita kiehuvassa vedessä 5 minuuttia ja valuta. Lisää kinkun joukkoon, peitä ja keitä vielä 1 tunti kääntäen kinkkua kerran tai kahdesti.

Friteerattua kinkkua ja munapalloja

Tarjoilee 4

225 g/8 unssia savustettua kinkkua, jauhettu

2 kevätsipulia (sipulia), jauhettu

3 munaa, vatkattuna

4 viipaletta vanhentunutta leipää

10 ml/2 rkl tavallisia (yleisiä) jauhoja

2,5 ml/½ tl suolaa

öljyä uppopaistamiseen

Sekoita keskenään kinkku, kevätsipulit ja munat. Muotoile leivästä muruja ja sekoita se kinkun joukkoon jauhojen ja suolan kanssa. Muotoile pähkinän kokoisiksi palloiksi. Kuumenna öljy ja paista lihapullat kullanruskeiksi. Valuta hyvin talouspaperin päällä.

Kinkku ja ananas

Tarjoilee 4

4 kuivattua kiinalaista sientä

15 ml/1 rkl maapähkinäöljyä

1 valkosipulinkynsi murskattuna

50 g/2 unssia vesikastanjoita, viipaloituina

50 g/2 unssia bambunversoja

225 g/8 unssia kinkkua hienonnettuna

225 g/8 unssia ananassäilykkeitä hedelmämehussa

120 ml/4 fl unssia/½ kuppi kanalientä

15 ml/1 rkl soijakastiketta

15 ml/1 rkl maissijauhoa (maissitärkkelystä)

Liota sieniä lämpimässä vedessä 30 minuuttia ja valuta. Hävitä varret ja viipaloi korkit. Kuumenna öljy ja paista valkosipulia kevyesti ruskeiksi. Lisää sienet, vesikastanjat ja bambunversot ja paista sekoitellen 2 minuuttia. Lisää kinkku ja valutetut ananaspalat ja paista sekoitellen 1 minuutti. Lisää 30 ml/2 rkl ananasmehua, suurin osa kanalientä ja soijakastike. Kuumenna kiehuvaksi, peitä ja hauduta 5 minuuttia. Sekoita maissijauho lopun liemen kanssa ja sekoita kastikkeeseen. Hauduta sekoittaen, kunnes kastike kirkastuu ja paksuuntuu.

Kinkku ja pinaatti Sekoita

Tarjoilee 4

30 ml/2 rkl maapähkinäöljyä

2,5 ml/½ tl suolaa

1 valkosipulinkynsi, jauhettu

2 kevätsipulia (sipulia), hienonnettuna

225 g/8 unssia kinkkua kuutioituna

450 g/1 lb pinaattia, silputtuna

60 ml/4 rkl kanalientä

15 ml/1 rkl maissijauhoa (maissitärkkelystä)

15 ml/1 rkl soijakastiketta

45 ml/3 rkl vettä

5 ml/1 tl sokeria

Kuumenna öljy ja paista suolaa, valkosipulia ja kevätsipulia kevyesti ruskeiksi. Lisää kinkku ja paista sekoitellen 1 minuutti. Lisää pinaatti ja sekoita, kunnes se on öljyssä. Lisää liemi, kiehauta, peitä ja hauduta 2 minuuttia, kunnes pinaatti alkaa kuihtua. Sekoita keskenään maissijauho, soijakastike, vesi ja sokeri ja sekoita kattilaan. Hauduta sekoittaen, kunnes kastike sakenee.

219

CPSIA information can be obtained
at www.ICGtesting.com
Printed in the USA
BVHW060226200722
642495BV00009B/624